Kibrom Mebrahtu
Teshale Sori

Avaliação da administração oral e por pulverização da vacina I2 contra a doença de Newcastle

Kibrom Mebrahtu
Teshale Sori

Avaliação da administração oral e por pulverização da vacina I2 contra a doença de Newcastle

Frango criado por pequenos agricultores na Etiópia Central

ScienciaScripts

Imprint

Cover image: www.ingimage.com

This book is a translation from the original published under ISBN 978-3-659-84229-0.

Publisher:
Sciencia Scripts
is a trademark of
Dodo Books Indian Ocean Ltd. and OmniScriptum S.R.L publishing group

120 High Road, East Finchley, London, N2 9ED, United Kingdom
Str. Armeneasca 28/1, office 1, Chisinau MD-2012, Republic of Moldova, Europe
Managing Directors: Ieva Konstantinova, Victoria Ursu
info@omniscriptum.com

Printed at: see last page
ISBN: 978-620-8-40371-3

NDEDICAÇÃO

Este livro é dedicado à minha mãe "Mulu Wuneh", aos meus tios "Gidey Wuneh, Abeba Wuneh e Roman Wuneh" pelo amor e proteção que me deram quando cresci. Todos vós sois a razão do meu sucesso.

ÍNDICE DE CONTEÚDOS

AGRADECIMENTOS

Antes de mais, gostaria de agradecer ao Instituto Etíope de Investigação Agrícola e ao Instituto de Investigação Agrícola do Sul pelo apoio financeiro a este trabalho de tese.

Tenho o prazer de exprimir os meus sinceros agradecimentos ao meu orientador, Dr. Teshale Sori, pelos seus valiosos conselhos sem reservas, pelo seu acompanhamento exaustivo, pelo seu apoio prático, pelo fornecimento dos materiais necessários e pela dedicação do seu tempo na correção desta tese de mestrado. Tenho também o prazer de agradecer ao meu co-orientador, Dr. Wendmeneh Esatu, pelo seu apoio científico e geral nos momentos em que precisei.

Gostaria também de agradecer ao meu amigo Dr. Tadios Habte pelo seu apoio amável e contínuo, que me permitiu levar os materiais necessários para o trabalho de campo e me forneceu informações valiosas sem reservas.

Muitas pessoas ajudaram-me durante a minha investigação. Estou também em dívida para com os membros do Centro de Investigação Agrícola de Debrezeit, especialmente para com o Sr. Biniam Abebe, pelo seu apoio durante a recolha de sangue e a vacinação na área de estudo, Tesfanesh Deme, Etsegenet Ayalew, Sheway Getaneh, Zeritu Tadesse, Roman Asmamaw, Assefa Girma, Adinew Tolosa, Tamene Abara e Eshetu Altaye, que me forneceram os materiais necessários e me ajudaram durante a minha investigação. Agradeço também ao coordenador do MSWARDO, Ato Belayneh, aos especialistas em pecuária/pessoal de extensão do distrito, especialmente Ato Yinebeb H/giworgies, por me terem ajudado a mobilizar os agricultores e por me terem dado apoio durante o período de investigação. Além disso, gostaria de agradecer a todos os agricultores do kebele que participaram nesta investigação.

Por último, gostaria de agradecer ao NVI por me ter ajudado a obter vírus locais para o desafio e por me ter apoiado durante as análises laboratoriais.

LISTA DE ABREVIATURAS

AAF	Amnioallontoic Fluid
APMV	Avian Paramyxo Virus
CI	Confidence Interval
CMI	Cell Mediated Immunity
cRBC	Chicken Red Blood Cells
ECE	Embryonated Chicken Eggs
EFSA	European Food Safety Authority
EID_{50}	Embryonic Infection Dose
ELISA	Enzyme Linked Immunosorbent Assay
FAO	Food and Agricultural Organization
FTA card	Flinders Technology Associates
HA	Haemagglutination
HI	Haemagglutination Inhibition
IBDV	Infectious Bursal Disease Virus
ICPI	Intracerebral Pathogenicity Index
IgA	Immunoglobulin A
IgG	Immunoglobulin G
IgM	Immunoglobulin M
IVPI	Intravenous Pathogenicity Index
LMP	livestock Master Plan
Mabs	Mouse Monoclonal Antibody
MDT	Mean Embryonic Death Time
*m*RNA	Messenger Ribonucleic Acid
ND	Newcastle Disease
NDV	Newcastle Disease Virus
NVI	National Veterinary Institute
OIE	Office des Internationale Epizooties
RNA	Riboneuclic Acid
RT- PCR	Reverse Transcriptase Polymerase Chain Reaction

SD	Standard Deviation
SPF	Specific Pathogen Free
US	United States
VN	Virus Neutralization
VNNDV	Velogenic Neurotropic Newcastle Disease Virus
VVNDV	Velogenic Viscerotrropic Newcastle Disease Virus

Capítulo 1

1 INTRODUÇÃO

As galinhas são consideradas como importantes recursos pecuários que podem quebrar o ciclo vicioso da pobreza e da subnutrição nos países em desenvolvimento. São fontes baratas de proteínas animais de qualidade. Na Etiópia, as galinhas são parte integrante da agricultura e são criadas por todas as famílias. As galinhas do país caracterizam-se por uma elevada diversidade genética (Goraga *et al.*, 2001), diversidade morfológica (Duguma, 2006) e desempenho variável (Duguma, 2016). O país é dotado de mais de 42,9 milhões de galinhas, a maioria (95%) das quais é mantida em sistemas de recolha nas aldeias (Wilson, 2010). A produção avícola desempenha um papel importante na economia de todas as regiões do país (Mazengia, 2012). As galinhas desempenham um papel fundamental no bem-estar das mulheres e das crianças. A maior parte das galinhas familiares são propriedade e geridas por mulheres. São importantes fontes de rendimento para as mulheres e parte do dinheiro recolhido com a venda de galinhas familiares é utilizado para cobrir as propinas escolares das crianças (Hailemichael *et al.*, 2016). As galinhas também são importantes para a sociedade em geral. São consumidas em todos os lares durante os feriados e as festas. Melhorar a eficiência da produção familiar de frangos terá um impacto significativo no bem-estar das mulheres e das crianças, que são vulneráveis à subnutrição. À medida que a procura de alimentos aumenta devido ao crescimento da população, será extremamente importante desenvolver métodos para produzir mais alimentos com maior eficiência. Consequentemente, o plano diretor de pecuária do Ministério da Pecuária e das Pescas visava a modernização da produção de galinhas das aldeias para aves de capoeira familiares melhoradas. O objetivo é aumentar a produção de carne de frango de 2,9 mil toneladas em 2015 para 10,2 mil toneladas em 2020. Da mesma forma, a produção de ovos tem como objetivo aumentar de 258 milhões para 894 milhões durante o mesmo período (LMP, 2015). O número de unidades especializadas na produção de aves de capoeira também está planeado para aumentar várias vezes. A introdução de raças exóticas melhoradas e seus cruzamentos é crucial para atingir os objectivos.

Um melhor conhecimento da saúde dos frangos é vital para melhorar o bem-estar, a produtividade e otimizar o retorno financeiro. É necessário reduzir especificamente a incidência e a prevalência de doenças infecciosas como a doença de Newcastle (ND). Mas as doenças infecciosas, incluindo a doença de Newcastle, são consideradas como os factores mais importantes responsáveis pela redução do número e da produtividade das galinhas (Tadesse *et al.*, 2005). A expansão das explorações avícolas de pequena escala nas zonas rurais da Etiópia poderia ser interceptada devido à ocorrência generalizada de casos fatais de doenças infecciosas. A intensificação da produção e a comercialização descontrolada podem contribuir para a propagação da doença necrótica entre explorações avícolas e no interior das mesmas.

Nas zonas endémicas é inevitável a propagação da doença necrótica entre as aves de capoeira de pequenos produtores/aldeias e as explorações avícolas comerciais. Foi sugerido que as galinhas das aldeias podem servir de reservatório para disseminar o vírus da ND para as explorações avícolas comerciais mais próximas (Bell e Mouloudi, 1988). Por conseguinte, o controlo da ND nas galinhas da aldeia não só reduz o impacto da doença na aldeia, como também pode impedir a propagação para as explorações avícolas comerciais mais próximas. Historicamente, pensa-se que os surtos anuais de doenças necróticas com elevada mortalidade tenham dissuadido os proprietários de criar galinhas de aldeia (Allan *et al.*, 1978). É evidente que a doença infecciosa tem o potencial de impedir o aumento da produção avícola e de contrariar o desenvolvimento dos aviários. A compreensão da epidemiologia e de abordagens de controlo eficazes da doença é um desenvolvimento prioritário
área.

É necessário um controlo eficaz das doenças necróticas para melhorar os meios de subsistência dos pequenos agricultores, em particular das mulheres, que é uma atividade fundamental nas estratégias de redução da pobreza nos países em desenvolvimento (OIE, 2004). A vacinação tem sido considerada uma opção de controlo eficaz e acessível em vários países (Palya, 1991). Tem sido amplamente utilizada em explorações avícolas comerciais. A procura de vacinas contra a ND aumentou entre os pequenos agricultores e os avicultores necrófagos. No entanto, as vacinas convencionais e os seus métodos de aplicação não são adequados para os sistemas de produção avícola dos pequenos agricultores e das zonas rurais (Alders e Spradbrow, 2001). Uma alternativa inovadora para os produtores de aves de capoeira nestes sistemas de produção foi desenvolvida na Austrália a partir de estirpes estáveis ao calor do vírus da ND designado I2 (Spradbrow *et al.*, 1977). Verificou-se que esta vacina é adequada para os produtores rurais de aves de capoeira e é mais barata do que as vacinas convencionais contra a ND (Tu *et al.*, 1998). A sua eficácia foi comprovada em países asiáticos e em alguns países africanos, na ausência de uma cadeia de frio (Spradbrow, 1993). Apesar da expansão da produção avícola em pequenas explorações, a informação sobre a utilização da vacina ND I2 na produção avícola rural na Etiópia é escassa. Especificamente, não foi explorada a via de administração da vacina com um nível de proteção ótimo. Este estudo foi, portanto, realizado com os seguintes objectivos

- Avaliar a eficácia da vacina contra a ND I2 administrada por várias vias em aves de capoeira num sistema de produção de pequena escala

Capítulo 2

2 REVISÃO DA LITERATURA

2.1 Produção de aves de capoeira na Etiópia

O sector avícola na Etiópia pode ser caracterizado em três grandes sistemas de produção, com base no genótipo das galinhas criadas e nos factores de produção utilizados: o sistema de produção comercial em grande escala, o sistema de produção em pequena escala e o sistema de produção em aldeia ou quintal (Bush, 2006). O sistema de produção comercial em grande escala é uma unidade de produção altamente intensiva, com mais de 10 000 frangos criados com o máximo de factores de produção. Este sistema depende fortemente de raças exóticas importadas que requerem factores de produção intensivos, tais como alimentação, alojamento, saúde e sistemas de gestão modernos. Estima-se que este sector represente cerca de 2% da população nacional de aves de capoeira. Este sistema caracteriza-se por um nível de produtividade mais elevado e está inteiramente orientado para o mercado. Estão maioritariamente situados nas grandes cidades. Embora se espere que a prática de uma melhor biossegurança reduza a mortalidade das galinhas para um nível aceitável de 5% (Bush, 2006), as provas empíricas no terreno mostram que as explorações avícolas comerciais na Etiópia registam uma mortalidade mais elevada. O sistema de produção avícola em pequena escala caracteriza-se por um nível médio de alimentação, água e serviços veterinários e por uma biossegurança mínima a baixa. A maior parte das explorações avícolas de pequena escala obtém a sua alimentação e os seus animais de base de explorações comerciais de grande escala (Nzietchueng, 2008). Existem poucos estudos sobre as doenças que afectam as aves de capoeira neste sistema de produção. Kinung'hi *et al.* (2004), no entanto, mostraram que as doenças infecciosas são responsáveis pela mortalidade, redução do ganho de peso, produção de ovos e valor de mercado das galinhas. O sistema de produção de aves de capoeira de aldeia/quintal é caracterizado por poucos ou nenhuns factores de produção para o alojamento, a alimentação (a recolha é a única fonte de alimentação) e os cuidados sanitários, sem biossegurança, com elevadas taxas de abate e um elevado nível de mortalidade. Como tal, não envolve investimentos para além do custo dos animais de base, de alguns punhados de cereais locais e, possivelmente, de simples sombras nocturnas, sobretudo nas habitações familiares. Na sua maioria, são criadas galinhas indígenas, embora alguns híbridos e raças exóticas possam ser mantidos neste sistema (Dawit *et al.*, 2008).

2.2 História da doença de Newcastle

A doença de Newcastle (DN) foi registada pela primeira vez em 1926 na ilha de Java, na Indonésia. Um ano mais tarde, a doença foi reconhecida em bandos de aves de capoeira em Newcastle-on-Tyne, Inglaterra, e verificou-se que era devida a um vírus (Alexander, 1980; Doyle, 1927). Verificou-se que os exsudados bucais de aves infectadas eram infecciosos após filtração com diferentes tipos de filtros utilizados para remover bactérias. Além disso, não foi possível cultivar bactérias por via aeróbia ou anaeróbia em órgãos de aves infectadas. Doyle sugeriu que esta doença fosse baptizada com o nome da cidade em que foi identificada. Existem relatos da Europa Central que sugerem episódios anteriores de ND, mas devido à falta de provas definitivas, considera-se que a ND foi reconhecida pela primeira vez em 1926 (Halasz, 1912). No passado, a DN foi referida como pneumoencefalite aviária, peste aviária coreana, doença de Tetelo, doença de Ranikhet, cinomose aviária, praga aviária, pseudopeste aviária, atypische Geflugelpest, pseudovogel-pest e pseudopeste aviária (Alexander, 2003). Em 1927, Doyle relatou que, na Europa e na Ásia, as aves com ND apresentavam sinais respiratórios e nervosos, pequenas hemorragias em órgãos internos em 20% das aves, juntamente com elevadas taxas de mortalidade (Doyle, 1927). Em 1944, Beach relatou que um isolado de um bando com pneumoencefalite, uma doença que tinha sido prevalente nos bandos de aves de capoeira da Califórnia nos nove anos anteriores, foi neutralizado pelo soro imune à doença de Newcastle (Beach, 1944). Os sinais clínicos nas aves da Califórnia diferiam dos sintomas observados nos surtos europeus, uma vez que os sinais respiratórios e nervosos eram mais ligeiros e a mortalidade era baixa (Beach, 1944). Nas décadas seguintes, o transporte internacional de psitacídeos e aves de capoeira (inicialmente por barco e eventualmente por via aérea), juntamente com a comercialização da indústria avícola, contribuiu para a propagação do vírus em todo o mundo (Lancaster, 1975).

Foram reconhecidos quatro episódios panzoóticos de DN. O primeiro começou em 1926 e demorou dezasseis anos a propagar-se (Lancaster, 1975). O segundo começou no final dos anos 60 e espalhou-se mais rapidamente, demorando apenas quatro anos a espalhar-se pelo mundo (Alexander, 2003). Com a propagação da terceira panzoótica no início da década de 1970, verificou-se um aumento do número de países afectados pela DN e também uma mudança dos vírus virulentos que normalmente causavam sintomas neurológicos com mortalidade moderada para vírus que causavam lesões intestinais e maior mortalidade em aves não vacinadas (Lancaster, 1975). Em 1970 e 1971, os Estados Unidos da América (EUA) foram afectados por surtos de doenças infecciosas na Califórnia, na Florida e no Texas, onde foram isolados estes vírus mais virulentos (Butterfield e Graves, 1975). Em meados da década de 1970, muitas aves estavam vacinadas contra a ND e, por conseguinte, não morriam aquando da infeção. Este facto complicou o controlo da DN nos EUA, depois de se ter determinado que as equipas de vacinação patrocinadas pelo governo estavam a propagar involuntariamente a doença ao vacinarem bandos aparentemente saudáveis, mas infectados. As aves infectadas disseminavam o vírus através de secreções orais e matéria fecal (Alexander, 2001). Desde 1973, os EUA têm restringido a importação de aves exóticas, exigindo que sejam colocadas em quarentena e testadas para o NDV antes de entrarem. A última panzootia afectou sobretudo pombos cujos sintomas eram mais neurológicos, sem sinais respiratórios (Alexander, 1988a). Em 1981, o vírus tinha-se espalhado por todo o mundo e, em Inglaterra, os bandos de aves de capoeira foram infectados por alimentos contaminados com fezes e carcaças de pombos.

2.3 Caraterísticas do vírus da ND

O vírus da doença de Newcastle é também conhecido como paramixovírus aviário serotipo 1 (APMV-1) (Alexander, 2003) e é membro do género Avulavirus (Fauquet e Fargette, 2005) da família Paramyxoviridae. Trata-se de um vírus de ARN de sentido negativo, de cadeia simples, não segmentado, com 15,2 kb, que se replica no citoplasma (Alexander, 2003; Lamb, 2007). O envelope é uma bicamada lipídica e é adquirido da célula hospedeira que o vírus infectou (Rifkin e Quigley, 1974). O NDV é composto por seis genes e as suas seis proteínas estruturais correspondentes, enumeradas de 3' a 5': nucleoproteína (NP), fosfoproteína (P), matriz (M), fusão (F), hemaglutinina-neuraminidase (HN) e a grande RNA polimerase (L) (Hamaguchi *et al.*, 1983). A edição do ARN da proteína P produz duas proteínas adicionais, V e W (Collins *et al.*, 1982). Quando um resíduo de guanina é adicionado ao local de edição conservado do mRNA pela RNA polimerase dependente de RNA (RNAP), a proteína V é produzida após a transcrição. A adição de dois resíduos de guanina resulta na produção da proteína W. Pensa-se que a RNAP adiciona os resíduos G de forma semelhante à adição de quatro a sete bases uracilo pela gagueira. Foi demonstrado que a porção carboxiterminal da proteína V tem atividade anti-interferão, o que permite ao vírus reduzir esta resposta do sistema imunitário inato do hospedeiro (Park *et al.*,

2003). A função da proteína W é desconhecida (Huang *et al.*, 2003).

A HN e a F são glicoproteínas que permitem a ligação e a fusão com as células hospedeiras. A HN é uma proteína homo-tetramérica de ligação integral à membrana, do tipo II, que se liga aos receptores das células hospedeiras e é capaz de aglutinar glóbulos vermelhos (Villar e Barroso, 2006). A infeção das aves pode ser confirmada através de testes de hemaglutinação em fluidos de ovos inoculados com amostras, seguidos de ensaios de inibição da hemaglutinação utilizando soro com anticorpos contra o NDV. A porção de neuraminidase da HN impede que os viriões descendentes se aglomerem na superfície da célula da qual estão a ser libertados e pode possivelmente impedir que o vírus fique preso em secreções do hospedeiro que contenham receptores celulares que o vírus reconheça (Villar e Barroso, 2006). A atividade de neuraminidase da proteína HN permite que os glóbulos vermelhos sejam eventualmente eliminados do vírus quando os receptores do hospedeiro são degradados pela proteína HN (Alexander, 2003). Foi demonstrado que o NDV isolado de aves selvagens pode aglutinar hemácias de espécies diferentes das isoladas de aves de capoeira (Ito *et al.*, 1999). Ito e colaboradores mostraram que, em geral, os isolados de aves selvagens eram capazes de aglutinar hemácias de cavalos, porcos, ratos, humanos, vacas e galinhas, enquanto os isolados de galinhas só eram capazes de aglutinar hemácias de galinhas e vacas. Isto sugere que os receptores podem ser ligeiramente diferentes e que esta diferença pode afetar a facilidade com que o vírus pode ser transmitido de uma ave selvagem para uma galinha. Há também provas de que a proteína HN desempenha um papel na fusão célula-célula e vírus-célula, reforçando a atividade da proteína F (Lamb, 1993).

A proteína HN de alguns isolados avirulentos, como o Ulster 2C/1976, o D26/1976 e o V4 Queensland/1966, todos vírus da classe II/genótipo I, e o Alaska 196/1998 (classe I), é produzida num formato precursor do HN0. A clivagem póstradução é necessária para remover uma região de quarenta e cinco resíduos de uma extensão glicosilada no terminal carboxi que se pensa prejudicar a função da HN (Gotoh *et al.*, 1988; Miller *et al.*, 2007; Scanlon *et al.*, 1999). Estas proteínas HN0 HN são mais longas, com 616 aminoácidos, em comparação com os 577 ou 571 aminoácidos das proteínas HN que estão activas e não precisam de ser clivadas (Sakaguchi *et al.*, 1989). A HN0 pode ser clivada pela tripsina e por outras proteases (quimotripsina, termolisina, elastase) que não clivam a proteína de fusão destes vírus de baixa virulência (Nagai e Klenk, 1977).

A proteína F trimérica permite a fusão do vírus com a célula hospedeira e é uma proteína de membrana integral de tipo I com o domínio transmembranar localizado no terminal C (Lamb, 2007). A proteína F é sempre produzida como uma molécula precursora, F0. A F0 de um vírus de baixa virulência que contém um único aminoácido básico no local de clivagem da fusão é expressa na superfície celular e depende de proteases exógenas para ser clivada, o que ocorre principalmente no trato respiratório ou gastrointestinal (Rott, 1979).

A F0 de um vírus virulento com múltiplos aminoácidos básicos é clivada à medida que é transportada através do Golgi *trans* no terminal N para F1 e F2, tornando o vírus ativado e infecioso, facilitando a replicação sistémica (Rott, 1988). Este processo é normalmente facilitado por proteases da célula hospedeira, mas também pode ser efectuado por proteases bacterianas (Nagai *et al.*, 1976). Para que a clivagem do F0 seja completa, o hospedeiro também precisa de fornecer uma segunda protease, especificamente uma carboxipeptidase, para remover os aminoácidos básicos (Lamb, 2007). O tipo de proteases do hospedeiro capazes de clivar as diferentes moléculas F0 determina se o vírus pode replicar-se sistemicamente, como acontece com os vírus virulentos, ou principalmente no trato respiratório ou gastrointestinal, como acontece com os vírus mais leves (Rott, 1979). Os 15 vírus menos virulentos que possuem um aminoácido básico nos seus locais de clivagem da fusão podem ser clivados apenas pela tripsina e proteases do tipo tripsina. A localização destas proteases limita o local onde o vírus se pode propagar no organismo.

A proteína da matriz (M) é largamente conservada e associa-se à superfície interna da membrana viral (Pantua *et al.*, 2006; Peeples e Bratt, 1984). As proteínas NP, P e L formam o complexo ribonucleoproteico, que é o modelo para a síntese de ARN (Yusoff, 2001). A NP do NDV tem uma estrutura semelhante a um espigão (Alexander, 1988b). Os viriões da doença de Newcastle são pleomórficos e podem ser redondos, com um diâmetro entre 100 e 500 nm, ou filamentosos, com um diâmetro de 100 nm (Alexander, 2003).

2.4 Diversidade genética

Embora todos os NDV sejam membros do APMV-1, é reconhecida a diversidade antigénica e genética (Aldous *et al.*, 2003; Alexander, 1998a). Por exemplo, a diversidade antigénica pode ser observada na Tabela 2.2 pelos diferentes padrões de ligação a anticorpos monoclonais produzidos por vírus de diferentes genótipos: Vírus da vacina de Ulster (classe II, genótipo I), vírus da vacina B1 (classe II, genótipo II), vírus viscerotrópico virulento CA02 (classe II, genótipo V), Pigeon84, uma variante do APMV-1 de pombo (classe II, genótipo VIb), e AK196, um vírus avirulento de classe I de aves aquáticas.

Aldous *et al.* (2003) identificaram pelo menos seis linhagens ou agrupamentos distintos de NDV com base na sequência de nucleótidos. Uma classificação mais tradicional que utiliza a sequência completa para relacionar os vírus isolados ao longo do tempo foi revista pelo laboratório Lomniczi (Czegledi *et al.*, 2006) e mostra duas divisões principais representadas pela classe I e pela classe II, sendo ambas as classes divididas em nove genótipos (Kim *et al.*, 2007a). As estirpes da classe I, habitualmente isoladas de aves aquáticas aparentemente saudáveis, de aves limícolas e de aves provenientes de mercados de aves vivas, são geneticamente distintas e filogeneticamente distantes dos vírus de vacinas habitualmente isolados e dos vírus de surtos mais raros isolados nos Estados Unidos (Kim *et al.*, 2007a). As técnicas de genotipagem ainda não estavam desenvolvidas quando as vacinas B1 e LaSota foram desenvolvidas. *Os isolados* americanos de VDN identificados na década de 1940 e as vacinas utilizadas atualmente para controlar a doença são vírus da linhagem 2 de Aldous (genótipo II da classe II).

Os vírus APMV-1 têm pelo menos três comprimentos de genoma: 15 186, 15 192 e 15 198 nucleótidos (Czegledi *et al.*, 2006). Os vírus da classe I são avirulentos em galinhas (exceto um vírus virulento conhecido), normalmente recuperados de aves aquáticas (família Anatidae), e foram recentemente divididos em nove genótipos (1-9) com base numa porção de 374 pares de bases do gene F (Alexander *et al.*, 1992; Kim *et al.*, 2007a). Os vírus da classe II estão divididos em nove genótipos (I-IX).

Os vírus do genótipo III foram isolados principalmente antes de 1960 no Japão, mas foram isolados esporadicamente em Taiwan em 1969 e 1985 e no Zimbabué em 1990 (Yu *et al.*, 2001). Os vírus do genótipo IV eram os vírus predominantes isolados na Europa antes de 1970 (Czegledi *et al.*, 2006). Os genótipos V, VI, VII e VIII contêm apenas vírus virulentos. Os vírus do genótipo V surgiram na América do Sul e Central em 1970 e causaram surtos na Europa nesse mesmo ano.

O genótipo VI surgiu na década de 1960 e continuou a circular como genótipo predominante na Ásia até 1985, altura em que o genótipo VII se tornou mais comum (Mase *et al.*, 2002). O genótipo VI divide-se ainda em sub-linhagens VIa a VIg, sendo a VIb normalmente isolada de pombos. Genótipo

A linhagem VII foi inicialmente dividida em duas sub-linhagens: VIIa, que representa os vírus que surgiram na década de 1990 no Extremo Oriente e se propagaram para a Europa e a Ásia, e VIIb, que representa os vírus que surgiram no Extremo Oriente e se propagaram para a África do Sul (Aldous *et al.*, 2003). As duas sub-linhagens de VII foram depois divididas em VIIc, d e e e representam mais isolados da China e da África do Sul (Wang *et al.*, 2006). Os vírus do genótipo VIII têm circulado na África do Sul desde a década de 1960 (Abolnik *et al.*, 2004).

O genótipo IX é um grupo único que contém o primeiro vírus virulento do surto da China de 1948 e os membros deste genótipo continuam a ser ocasionalmente isolados na China (Wang *et al.*, 2006). Os genótipos considerados "precoces" (1930-1960) I, II, III e IV contêm 15 186 nucleótidos. Os vírus que surgiram "tardiamente" (após 1960), V, VI, VII, VIII e IX, contêm 15.192 nucleótidos. Os vírus do genótipo IX foram inicialmente isolados em 1948, uma exceção ao grupo "tardio". Os vírus da classe I são os mais longos dos genomas do APMV-1, com 15.198 nucleótidos.

2.5 Caracterização fenotípica da patogenicidade do vírus da ND

A doença de Newcastle afecta um vasto leque de espécies aviárias domésticas e selvagens; no entanto, a gravidade da doença varia muito, indo desde a doença peraguda com quase 100% de mortalidade até à doença subclínica sem lesões. Esta variabilidade torna impossível identificar a DN como uma entidade clinicopatológica única. Com base na gravidade da doença clínica, as estirpes do VDN foram originalmente classificadas em 4 patotipos, conhecidos como formas Doyle, Beach, Beaudette e Hitchner (Alexander, 1998). Atualmente, os patotipos são mais frequentemente classificados com base na patogenicidade, desde o menos patogénico ao mais patogénico: "entérico assintomático,"

"lentogénio" (anteriormente Hitchner), "mesogénio" (anteriormente Beaudette) e "velogénio". Os velogénios foram ainda divididos em "viscerotrópicos" (anteriormente Doyle; NDV viscerotrópico velogénico (VVNDV)) ou "neurotrópicos" (anteriormente Beach; NDV neurotrópico velogénico [VNNDV]) de acordo com a sua capacidade de causar principalmente sinais viscerais ou nervosos (Alexander, 2003).

Além disso, podem ser efectuados alguns testes laboratoriais em embriões ou galinhas utilizando parâmetros de patogenicidade padrão, incluindo MDT (tempo médio de morte), IVPI (índice de patogenicidade intravenosa) e ICPI (índice de patogenicidade intracerebral). O MDT, originalmente descrito em 1955, baseia-se na capacidade de os vírus virulentos matarem os embriões mais rapidamente do que os vírus menos virulentos (Hanson e Brandly, 1955). O MDT é o tempo até à morte, medido em horas, após a inoculação de ovos embrionados (se os embriões morrerem em menos de 60 horas, é classificado como velogénico; se os embriões sobreviverem durante mais de 90 horas, é classificado como lentogénico; tudo o que estiver entre estes dois períodos é mesogénico) (OIE, 2008). O ICPI é atualmente utilizado para diferenciar os vírus lentogénicos endémicos dos vírus mesogénicos e velogénicos mais virulentos. O IVPI é utilizado para distinguir as estirpes mesogénicas das estirpes velogénicas mais virulentas (Alexander, 2003).

O teste IVPI consiste em classificar a doença (0 = normal; 1 = doente; 2 = paralisia ou sinais nervosos; 3 = morte) após a inoculação intravenosa de galinhas com 6 semanas de idade. As pontuações do IVPI são calculadas de forma semelhante ao ICPI e variam de 0 a 3. Os NDV velogénicos têm pontuações de IVPI entre 2 e

3, os mesogénicos entre 0,0 e 0,5, enquanto os lentogénicos têm 0 (Alexander, 1998). No entanto, não existem valores de corte do IVPI para definir a nocividade para a comunidade internacional, pelo que o IVPI não é atualmente utilizado de forma generalizada (Cattoli *et al*, 2011). Atualmente, a avaliação in vivo definitiva da virulência dos vírus baseia-se no teste ICPI, que é considerado o teste mais sensível e amplamente utilizado para medir a virulência (OIE, 2008).

O teste ICPI baseia-se na pontuação das aves doentes ou mortas (0 = normal; 1 = doente; 2 = morta) todos os dias durante 8 dias após a inoculação do vírus por via intracerebral em dez pintos de 1 dia (Terregino e Capua, 2009). A pontuação do teste ICPI é calculada utilizando a pontuação média por ave, por observação, durante o período de 8 dias. As pontuações variam entre 0 e 2, e qualquer estirpe com um ICPI ≥0,7 é considerada virulenta ou "notificável". Além disso, a OIE reconhece sequências específicas da proteína F como um qualificador de virulência: São consideradas "notificáveis" as estirpes que apresentam, no que respeita à sequência de aminoácidos da proteína F, um par de aminoácidos básicos nos resíduos 116 e 115, mais uma fenilalanina no resíduo 117 e um aminoácido básico (R) no resíduo 113 (OIE, 2008). A correspondência entre estes testes-padrão e os patotipos é apresentada no quadro 1 (Alexander, 2003).

Quadro 1. Patotipos do vírus da ND determinados por métodos in vivo

Pathotype	ICPI	IVPI	MDT
Viscerotropic velogenic	>1.5-2.0	2.0-3.0	<60 hours
Neurotropic velogenic	> 1.5-2.0	2.0-3.0	<60 hours
Mesogenic	> 0.7-1.5	0.0-0.5	60-90 hours
Lentogenic	0.2-0.7	0.0	>90 hours
Asymptomatic	0.0-0.2	0.00	>90 hours

2.6 Epidemiologia

2.6.1 Espécies hospedeiras susceptíveis

O NDV infecta mais de 200 espécies de aves, tanto selvagens como domésticas (Alexander, 2003; Kaleta, 1988). Os perus (Meleagris gallopavo) são tão susceptíveis à infeção como as galinhas (Gallus gallus), mas os sinais clínicos são menos graves (Alexander *et al.*, 1999; McFerran, 1988). As aves aquáticas e as aves limícolas são consideradas as mais resistentes do ponto de vista clínico entre as populações de aves selvagens (Kaleta, 1988). Sabe-se que os pombos domesticados e selvagens (Columba livia) são portadores de NDV virulento e não só infectaram aves de capoeira como também foram infectados por galinhas (Pearson *et al.*, 1987). Os vírus foram isolados de corvos-marinhos e anhingas (Anhinga anhinga) e mantêm-se nos tecidos renais durante longos períodos de tempo (Kuiken, 1999). Os surtos mais importantes em aves selvagens registaram-se em corvos-marinhos de crista dupla (Phalacrocorax auritus) (Kuiken *et al.*, 1998). As avestruzes (Struthio camelus) são também susceptíveis à infeção pelo VDN (Verwoerd *et al.*, 1999). Muitos animais, incluindo répteis e seres humanos, são susceptíveis à infeção pelo VDN (Alexander, 1995). O NDV replica-se no tecido conjuntival humano e foi implicado na possível morte por pneumonia de um recetor de transplante de órgãos imunocomprometido (Alexander, 1988c; Goebel *et al.*, 2007).

2.6.2 Transmissão, propagação e manutenção do VDN

O vírus da doença de Newcastle propaga-se horizontalmente a aves susceptíveis através da inalação ou ingestão de secreções respiratórias e de matéria fecal de aves infectadas (Alexander, 1988c). A dose infecciosa de NDV por ave dependerá do vírus e da suscetibilidade do hospedeiro. Em geral, a dose infecciosa de um NDV virulento para uma galinha suscetível situar-se-á entre 10^3 e 10^4 dose infecciosa mediana de embriões 50 (EID50) (King, 1996b). O NDV virulento, sendo uma infeção sistémica, pode ser encontrado nos ovos de aves reprodutoras infectadas, mas como as aves infectadas têm normalmente uma produção de ovos reduzida, pensa-se que são postos poucos ovos infectados. Uma vez que os embriões de galinha são altamente susceptíveis à infeção, com a consequente morte embrionária, é improvável que ocorra a transmissão vertical do vírus, embora haja relatos de recém-nascidos infectados com o vNDV (Chen e Wang, 2002; Roy e Venugopalan, 2005). Além disso, os ovos com fissuras e fendas contaminados com matéria fecal contendo VDN podem ser infectados. O NDV no ambiente a partir de tecidos e fezes contaminados pode persistir durante dias e pode ser propagado indiretamente através de equipamento, camas, solo, alimentos para animais, vacinas e água contaminados. Os vermes, as aves selvagens, os insectos e as pessoas devem ser considerados como vias possíveis de exposição das aves de capoeira ao VDN. Além disso, o facto de os membros de um bando entrarem e saírem juntos ao mesmo tempo (todos dentro e todos fora) e a exclusão de fontes de água que tenham sido expostas a aves selvagens constituem uma parte necessária da biossegurança. O NDV foi recuperado do ar de aviários que continham aves infectadas (Delay, 1948) e há provas de que o vírus pode ser propagado de um bando infetado para um bando suscetível através do ar (Hugh-Jones *et al.*, 1973). Demonstrou-se que a transmissão do vírus da gripe aviária (GA) depende da humidade relativa e da temperatura ambiente e é provável que a estabilidade do VDN seja também afetada por estes factores (Lowen *et al.*, 2007). Sabe-se que as aves selvagens têm um papel potencial na transmissão do VDN às aves de capoeira (Aldous *et al.*, 2007).

Os corvos-marinhos têm estado implicados em surtos de ND em perus criados em ambientes abertos com acesso às mesmas fontes de água que os corvos-marinhos (Heckert, 1993; Heckert *et al.*, 1996). A transmissão do NDV às aves de capoeira através de vários insectos tem sido investigada desde a década de 1970 (Rogoff *et al.*, 1975). Foram isoladas pequenas quantidades de CA02 NDV de moscas recolhidas em duas residências que tinham aves de capoeira de quintal infectadas no surto de CA02 (Chakrabarti *et al.*, 2007). Demonstrou-se que as moscas domésticas infectadas em laboratório são capazes de transportar pequenas quantidades de NDV no seu trato intestinal durante 96 horas (Watson *et al.*, 2007). Foi descoberta uma nova via de transmissão do poliomavírus aviário, "vertical ascendente", em que as larvas de mosca varejeira transmitem o vírus aos filhotes, que depois passam o vírus aos progenitores (Potti *et al.*, 2007). Com base nestas constatações, é evidente que o controlo dos insectos deve ser tido em consideração quando se planeiam medidas de biossegurança para uma instalação. As aves de capoeira vacinadas podem libertar o vírus durante pelo menos nove dias após a vacinação (Kapczynski e King, 2005). Foi demonstrado que os papagaios são capazes de libertar vírus virulentos esporadicamente durante anos (Erickson *et al.*, 1977). Embora o NDV virulento tenha sido isolado de várias aves selvagens, o reservatório do NDV ainda é desconhecido.

2.6.3 Estatuto da doença de Newcastle na Etiópia

Em geral, a epidemiologia da doença das aves de capoeira de aldeia na Etiópia é mal compreendida e não existe uma estratégia de investigação e controlo adequada concebida contra a doença. Isto deve-se à falta de capacidade e de política de monitorização da doença por parte do Departamento de Serviços Veterinários do Ministério da Agricultura e do Desenvolvimento Rural (Tadelle e Jobre, 2004). Além disso, a cobertura diagnóstica das doenças das aves de capoeira na Etiópia é limitada, na medida em que, mesmo nas explorações comerciais, apenas alguns casos são levados ao Serviço Nacional de Saúde Animal.

Centro de Diagnóstico e Investigação Sanitária (NAHDIC), Sebeta ou o Instituto Nacional de Veterinária (NVI), Bishoftu. A maioria dos surtos de doenças avícolas, particularmente nas zonas mais remotas do país, não são diagnosticados e os frangos mortos são simplesmente descartados (Chaka *et al.*, 2012). Os agricultores começam a considerar, portanto, as perdas devidas a doenças como normais e naturais (Nasser, 1998) e não comunicam os surtos às autoridades veterinárias.

Foram efectuados poucos estudos para determinar a prevalência e a epidemiologia da ND em várias partes do país. De acordo com a investigação realizada em diferentes partes do país, (Chaka *et al.*, 2012) em dois distritos da zona oriental de Shewa, a seroprevalência da ND nas estações húmida e seca foi de 6,0 % e 5,9 %, respetivamente. Zeleke *et al.* (2005) nos distritos do sul e do rift vally, Geresu *et al.* (2016) nos distritos de Agarfa e Sinana da zona de Bale, Sori *et al.* (2016) no distrito de Sebata Hawas, Tadesse *et al.* (2005) no centro da Etiópia, Getachew *et al.* (2014) no distrito de Kersana-kondalaity registaram uma prevalência de 19,78%, 27,86%, 11,34%, 32,22 e 5,6%, respetivamente. Por conseguinte, todos os estudos supramencionados revelam que a doença das aves de capoeira é gravemente devastadora na Etiópia.

2.7 Sinais clínicos

O período de incubação do VDN é geralmente de cinco a seis dias, mas pode variar de dois a quinze dias e depende da espécie e do estado imunitário do hospedeiro, bem como da virulência do vírus (Alexander, 2003). A grande maioria das referências sobre o VDN nas aves de capoeira diz respeito às galinhas, uma vez que esta espécie é a mais afetada pelo VDN (Alexander, 2003). Existem várias formas da doença, pelo que os achados clínicos nas galinhas são divididos de acordo com os patotipos. No entanto, a gravidade dos sinais clínicos não varia apenas de acordo com a virulência inerente do vírus, mas também de acordo com alguns factores relacionados com o hospedeiro. Estes factores são principalmente a idade, a via de infeção, o estado imunitário e o stress ambiental concomitante (Alexander, 2003; Kinde *et al.*, 2005).

2.7.1 Doença de Newcastle viscerotrópica velogénica

Com a VVND, a mortalidade pode facilmente atingir 100% e, em condições experimentais, o curso da doença é rápido, geralmente 2-4 dias. Os sinais clínicos são reconhecidos pela primeira vez a partir de 2 dias após a infeção (Kommers *et al.*, 2003; Brown *et al.*, 1999). Os principais sinais são o inchaço e a vermelhidão da conjuntiva centrados na mancha linfoide localizada na pálpebra inferior (Figura 1A), anorexia, plumagem desgrenhada, prostração, fraqueza, tremores e diarreia; a respiração difícil é relatada de forma variável (Kommers *et al.*, 2003; Susta *et al.*, 2010).

A presença de hemorragias multifocais observadas através da superfície serosa dos intestinos, áreas multifocais de necrose e/ou ulceração dos tecidos linfóides associados ao intestino e focos disseminados de necrose no baço são altamente sugestivos de infeção pelo VVNDV (Alexander, 2003; Susta *et al.*, 2010). As amígdalas cecais, que são agregados linfóides intestinais especialmente proeminentes localizados na porção proximal do ceco, são frequentemente consideradas como a lesão "fiel" para o VVND, pois apresentam hemorragia e necrose de forma mais consistente (Figura 1B). Outras lesões intestinais comuns são hemorragias multifocais e ulceração na junção entre o proventrículo e a moela, que é um local de desenvolvimento de agregados linfóides (Figura 1C). Os baços estão aumentados e severamente mosqueados, mostrando múltiplos focos de descoloração branca a amarela (necrose) nos casos mais graves (Figura 1D). (Kommers *et al.*, 2003; Wakamatsu *et al.*, 2006; Brown *et al.*, 1999).

Ocasionalmente, são observadas hemorragias peritímicas (Brown, 1999) e, à medida que a doença progride, há uma atrofia grave do timo e da bursa (Kommers *et al.*, 2003; Susta *et al.*, 2010). As hemorragias traqueais têm sido raramente descritas, mas foram caraterísticas notáveis em muitas galinhas infectadas com o isolado CA02, especialmente na porção craniana da traqueia, e foram consequência de necrose nas amígdalas laríngeas (Wakamatsu *et al.*, 2006). O edema do pente e/ou da barbela está presente de forma variável (McDaniel e Orsborn, 1973). O edema das pálpebras e a hemorragia são achados consistentes em animais inoculados pela via conjuntival (Nakamura 2004).

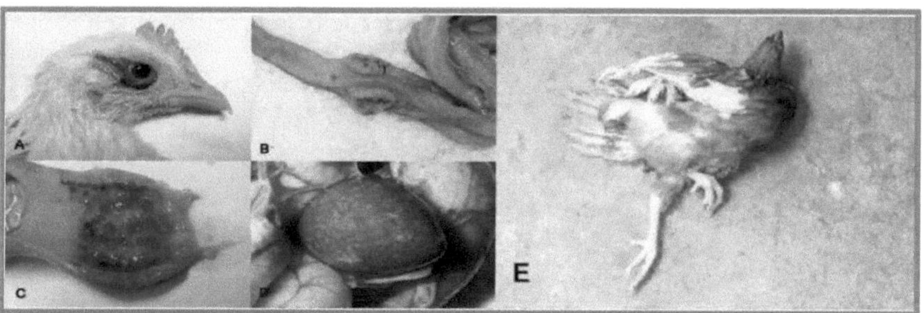

Figura 1: Caraterísticas clínicas e patológicas do vírus velogénico viscerotrópico de Newcastle (VVNDV) e do VNNDV

2.7.2 Doença neurotrópica velogénica de Newcastle

A morbilidade da VNND atinge frequentemente 100% e a mortalidade é geralmente de 50% (mas pode aumentar para 100% em frangos jovens). Os sinais clínicos mais proeminentes são neurológicos e consistem em contração da cabeça, tremores, opistótono e paralisia Fig. 1E (Terregino e Capua, 2009). Apesar do facto de o envolvimento neurológico poder ser dramático, os animais são carateristicamente brilhantes e atentos e, se conseguirem alcançar os alimentos, comem. O curso da doença é mais longo do que no VVND e os sinais neurológicos são mais proeminentes entre 5 e 10 dias após a infeção, o que ultrapassa o ponto de sobrevivência da maioria das estirpes de VVND, em que os animais morrem frequentemente aos 4 ou 5 dias após a infeção (Brown *et al.*, 1999).

As lesões macroscópicas estão frequentemente ausentes e o envolvimento dos órgãos viscerais parece ser mínimo, embora os animais eutanasiados nas fases iniciais da doença possam apresentar congestão esplénica ou proventricular (Brown *et al.*, 1999). Apesar do neurotropismo destas estirpes, não estão presentes lesões graves no tecido nervoso central (Alexander, 2003; Brown *et al.*, 1999). Em comparação com a VVND, não existem lesões macroscópicas caraterísticas da VNND. De facto, na maioria dos casos, as lesões macroscópicas estão completamente ausentes.

2.7.3 Doença mesogénica de Newcastle

Os vírus mesogénicos em condições de campo causam sinais clínicos ligeiros, principalmente respiratórios. Os surtos de campo com estirpes mesogénicas também têm sido associados a uma queda na produção de ovos e a ovos deformados (Alexander, 2003). Pensa-se que as infecções virais e bacterianas secundárias concomitantes são complicações comuns do VDN mesogénico que resultam numa morbilidade mais grave (El Tayeb e Hanson, 2002; Terregino e Capua, 2009). Em numerosas experiências realizadas com animais, a infeção por estirpes mesogénicas resultará, em casos raros, em sinais neurológicos semelhantes aos observados com o VNND, mas muito mais ligeiros e com taxas de mortalidade mais baixas (Kommers *et al.*, 2003; Susta *et al.*, 2010). As lesões grosseiras com estirpes mesogénicas são mínimas (Brown *et al.*, 1999). As galinhas isentas de agentes patogénicos específicos (SPF) infectadas com estirpes mesogénicas apresentavam uma ligeira esplenomegalia e um certo grau de conjuntivite quando inoculadas através de instilação por gota ocular. No terreno, a infeção com estirpes mesogénicas está frequentemente associada a infecções bacterianas secundárias, que têm o seu próprio conjunto de correlações morfológicas (Alexander, 2003).

2.7.4 Doença de Newcastle lentogénica

É geralmente aceite que os vírus lentogénicos não causam doenças em frangos adultos. Alguns isolados lentogénicos na Austrália foram associados a doenças respiratórias em frangos comerciais no campo ("síndrome respiratório tardio") com mortalidade muito baixa, lesões grosseiras detectáveis (vermelhidão da traqueia) e traqueíte crónica não supurativa histologicamente (Hooper *et al.*, 1999).

2.8 Imunidade

A infeção por NDV induz imunidade ativa (imunidade mediada por células (CMI), humoral e mucosa) e permite que a imunidade passiva seja transferida para os embriões (Beard e Brugh, 1975; Ewert *et al.*, 1977; Gough e Alexander, 1973). A imunidade mediada por células (IMC) ocorre dois a três dias após a vacinação contra o VDN (Ewert *et al.*, 1977) e pensa-se que confere proteção às aves vacinadas no início de uma infeção, quando se verificou que as aves tinham uma baixa resposta de anticorpos (Gough e Alexander, 1973). A CMI induzida por uma vacina viva ocorre mais cedo e é mais forte do que a induzida por uma vacina inactivada (Lambrecht *et al.*, 2004). A imunidade humoral é essencial para a proteção contra a DN, com anticorpos que surgem no soro seis a dez dias após a infeção, e um pico de

A resposta do vírus é neutralizada três a quatro semanas mais tarde. Os anticorpos neutralizantes ligam-se principalmente aos viriões, impedindo a ligação às células, o que reduz a produção de descendentes e inibe a propagação viral (Al-Garib *et al.*, 2003). Os anticorpos neutralizantes são medidos utilizando testes de neutralização do vírus (VN) ou ensaios de inibição da hemaglutinação que se correlacionam bem com o VN (Alexander, 2003). Enquanto os anticorpos contra a HN e a F conferem proteção, os anticorpos contra as proteínas internas não o fazem (Reynolds e Maraqa, 2000a).

Os anticorpos contra a HN inibem a capacidade do vírus de se ligar à célula hospedeira e são medidos pelo ensaio de inibição da hemaglutinação (HI). Os anticorpos contra a proteína F impedem o vírus de entrar na célula hospedeira. A imunidade local atribuída à imunoglobulina A (IgA) exposta nas superfícies das mucosas ajuda a limitar a replicação do vírus, mas não elimina a infeção viral (Al-Garib *et al.*, 2003; Russell e Ezeifeka, 1995). A imunidade passiva dos anticorpos maternos transmitidos aos embriões através da gema de ovo pode ser protetora, dependendo da quantidade de anticorpos transferidos, da dose e da virulência do vírus de desafio. Se estiverem presentes no momento da vacinação com uma vacina viva, estes anticorpos neutralizarão o antigénio do VDN da vacina viva e podem levar à falha da vacina (Heller *et al.*, 1977). Outros factores que demonstraram ter impacto nos sinais clínicos e na imunidade observados nas aves de capoeira infectadas com NDV são a nutrição e a raça. Uma quantidade insuficiente de um nutriente (vitamina A) ou uma quantidade excessiva de um nutriente (vitamina E) pode levar a uma resposta imunitária abaixo do ideal (Friedman *et al.*, 1998). Na galinha, são produzidas IgM, IgY (equivalente à IgG aviária) e IgA como parte da resposta imunitária (Jeurissen *et al.*, 2000).

2.9 Diagnóstico

2.9.1 Diagnóstico serológico

2.9.1.1 Teste de inibição da hemaglutinação

Os fluidos de ovos inoculados com amostras como esfregaços orofaríngeos e cloacais de aves vivas e mortas podem ser avaliados quanto ao antigénio do NDV utilizando um ensaio de hemaglutinação (HA). Trata-se de um ensaio não específico que testa amostras de ovos embrionados de galinha (ECE) inoculados com 9 a 11 dias de idade, isentos de agentes patogénicos específicos (SPF) e exige que as amostras sejam mantidas refrigeradas para garantir a viabilidade do vírus (Gabinete Internacional de Epizootias, Comissão de Normas Biológicas, 2004). No entanto, vários vírus podem aglutinar glóbulos vermelhos de galinha (cRBC), incluindo qualquer um dos dezasseis subtipos de hemaglutinação do vírus da gripe A, qualquer um dos outros oito serótipos de paramixovírus aviários, alguns adenovírus e algumas bactérias, bem como o NDV. As amostras positivas à hemaglutinação podem então ser utilizadas num ensaio de inibição da hemaglutinação (HI) com soro específico do VDN para identificar positivamente a amostra. Se a amostra tiver o antigénio do VDN, os anticorpos contra o VDN ligar-se-ão a ele e a aglutinação das hemácias será inibida. O ensaio HI é utilizado em todo o mundo não só para testar o antigénio do VDN, mas também para demonstrar a presença de anticorpos contra o VDN (Alexander, 1998). Como os vírus têm de ser cultivados em ECE, este ensaio demora 5-7 dias, o que pode não ser o ideal num contexto de surto. Os resultados do HI dependem também da quantidade de vírus no antigénio, da percentagem e do tipo de glóbulos vermelhos utilizados e da temperatura a que os ensaios são realizados.

2.9.1.2 *ELISA*

Estão disponíveis kits comerciais ELISA para testar os anticorpos contra o NDV. Estes ensaios são um indicador conveniente de anticorpos protectores, medem os níveis de anticorpos neutralizantes para as proteínas F e HN e os anticorpos não protectores para as proteínas internas que são altamente expressas (Snyder *et al.*, 1983). Foi desenvolvida uma variedade de ensaios imunohistológicos para detetar antigénios do VDN em amostras de tecido, mas estes não conseguem diferenciar as estirpes de vírus virulentos do vírus da vacina (Kommers *et al.*, 2001; Wakamatsu *et al.*, 2007). Os testes ELISA são convenientes na medida em que podem ser automatizados e podem ser concluídos em poucas horas. Outros testes que podem ser utilizados para detetar anticorpos contra o VDN incluem a neutralização do vírus, a imunodifusão radial simples, a neutralização em placa e a hemólise radial simples (Alexander, 2003; Thayer, 1998).

2.9.2 Técnicas moleculares

2.9.2.1 *RT- PCR*

A reação em cadeia da polimerase com transcriptase reversa (RT-PCR) é frequentemente utilizada para a deteção rápida do genoma do NDV num contexto de surto (Wise *et al.*, 2004b). Os iniciadores gerais para o gene M são inicialmente utilizados para rastrear o genoma do NDV e as amostras positivas são depois testadas com iniciadores criados para identificar um local de clivagem virulento (Berinstein *et al.*, 2001). As vantagens dos ensaios RT-PCR são o facto de um grande número de amostras poder ser rapidamente processado de forma automatizada e de poderem ser utilizados para diferenciar estirpes virulentas de não virulentas (Peeters *et al.*, 1999). No entanto, os iniciadores e as sondas têm de ser concebidos para áreas conservadas específicas de vários genes, uma vez que as incompatibilidades conduzirão a resultados de teste falsos negativos. Infelizmente, para o NDV não existe um conjunto universal de iniciadores/sondas que possa identificar todos os genótipos (Kim *et al.*, 2006). Antes da criação dos ensaios baseados na PCR, os anticorpos monoclonais eram utilizados para obter informações sobre a antigenicidade de um isolado, comparando os padrões de ligação a múltiplos anticorpos monoclonais contra isolados já caracterizados (Alexander, 2003; Heckert *et al.*, 1996). Alguns anticorpos parecem reconhecer apenas vírus virulentos ou avirulentos, mas com o tempo, à medida que mais vírus são caracterizados, são encontradas excepções àquilo a que se sabe que os anticorpos monoclonais se ligam (Alamares *et al.*, 2005). Os padrões de ligação são frequentemente comparados depois de os vírus serem passados várias vezes em cultura de células ou em diferentes hospedeiros para ver se a antigenicidade mudou (Kommers *et al.*, 2003).

2.9.3 Isolamento do vírus

Embora as técnicas moleculares sejam habitualmente utilizadas para o diagnóstico rápido do NDV, o isolamento do vírus em SPF ECE seguido de HA e HI é o padrão de ouro para a identificação do NDV e para a validação de outras técnicas (EFSA, 2007; Alexander e Senne, 2008). Para cada amostra, devem ser inoculados na cavidade alantóica pelo menos cinco ovos embrionados de galinha SPF com 9-11 dias de idade, depois incubados a 35-37°C durante 4-7 dias e examinados diariamente para verificar a vitalidade. A mortalidade dos ovos inoculados antes das 24 horas pós-inoculação é geralmente considerada inespecífica, embora algumas estirpes muito virulentas, se presentes em concentrações elevadas na amostra, possam causar a mortalidade dos embriões logo nas 24 horas pós-inoculação. A mortalidade embrionária específica ocorre mais frequentemente no prazo de 3-5 dias após a infeção e é influenciada pela estirpe do vírus, pela idade do embrião e pela concentração do inóculo. Em geral, a morte embrionária é mais rápida quando são utilizados embriões mais jovens e concentrações de inóculo mais elevadas. A morte do embrião é frequentemente muito rápida se o vírus for inoculado no saco vitelino e no saco amniótico, ao passo que é mais lenta se a inoculação for efectuada através da cavidade alantóica (OIE, 2008). Mais de 85% dos isolamentos de ND são efectuados na primeira passagem, sendo que menos de 10% necessitam de uma passagem em branco. O isolamento de vírus da DN após 2 passagens em branco é considerado muito raro (Kouwenhoven, 1993).

O líquido alantóico que contém embriões mortos, ou os que foram arrefecidos no final do quarto ao sétimo dia, é testado quanto à atividade hemaglutinante (HA), uma vez que a hemaglutinação é uma caraterística fundamental dos vírus da DN. No entanto, os vírus da gripe aviária (IA) e outros paramixovírus aviários também causam hemaglutinação, pelo que a distinção é essencial. Se for detectada atividade de HA, os agentes hemaglutinantes devem ser identificados através do teste de inibição da hemaglutinação (HI), que utiliza soros específicos, ou através de testes moleculares, que podem fornecer informações sobre o patotipo e o genótipo.

Algumas estirpes de APMV-1 perdem a capacidade de hemaglutinação quando aquecidas a 56°C durante 5 minutos, mas mantêm a infecciosidade para embriões de galinha mesmo após 30 minutos à mesma temperatura. Os vírus da gripe, pelo contrário, perdem sempre a sua infecciosidade antes da perda da capacidade HA. Com base na resposta ao tratamento térmico, pode também ser possível distinguir entre dois tipos de vírus lentogénicos. De facto, os vírus clássicos da vacina La Sota ou a estirpe B1 podem ser inactivados pelo calor, enquanto outros vírus lentogénicos, bem como as estirpes mesogénicas e velogénicas, permanecem infecciosos após o tratamento (Lomniczi, 1975).

No teste HI, pode observar-se um certo nível de reatividade cruzada entre os vários serótipos de paramixovírus aviários. Pode observar-se reatividade cruzada entre os vírus APMV-1 e APMV-3 (particularmente com a variante psitacina do APMV-3, normalmente isolada de aves de companhia ou exóticas) ou APMV-7. O risco de erro de identificação de um isolado pode ser grandemente reduzido através da utilização de um painel de soros de referência ou de anticorpos monoclonais (mAbs) específicos para o APMV-1, APMV-3 e APMV-7. A utilização de mAbs também permite a caraterização de diferenças antigénicas entre estirpes diferentes de APMV-1 ou mesmo entre subpopulações da mesma estirpe (Russell e Alexander, 1983).

Como alternativa ao isolamento de vírus em ECE, pode ser utilizada a cultura de células. No entanto, os vírus que não têm múltiplos aminoácidos básicos no seu local de clivagem da fusão não crescem sem a adição de tripsina ao meio, exceto em células de rim de embrião de galinha. Por conseguinte, a cultura celular não é considerada fiável para o isolamento de novos vírus, mas é uma opção conveniente para o cultivo de vírus previamente caracterizados (EFSA, 2007; Zaffuto *et al.*, 2008). Algumas estirpes de PPMV-1 e algumas estirpes de APMV-1, como a estirpe não patogénica Ulster, podem ser isoladas em células de fígado ou de rim de galinha, mas não em ovos embrionados (Kouwenhoven, 1993).

2.10 Prevenção e controlo

2.10.1 Vacinação

As vacinas estão a ser utilizadas para controlar e prevenir a DN. Atualmente, estão disponíveis em todo o mundo muitas vacinas inactivadas e vivas contra a DN (Shim *et al.*, 2011; Xiao *et al.*, 2013). As galinhas e os perus são imunizados contra a doença de Newcastle. As vacinas de vírus vivos são administradas por várias vias e calendários, desde a eclosão até ao crescimento (Cho *et al.*, 2008). As vacinas de emulsão de óleo de vírus morto são administradas por via parentérica antes do início da produção de ovos. Embora a vacinação adequada proteja as aves da doença clínica, não impede a replicação e a disseminação do vírus, o que resulta numa fonte de infeção (Chukwudi *et al.*, 2012).

Por conseguinte, a vacinação profiláctica não é utilizada nos países desenvolvidos (OIE, 2012). Nos países em desenvolvimento, há uma ampla utilização de vacinas em bandos comerciais (Munir *et al.*, 2012b). Os títulos de anticorpos anti-NDV dos bandos são continuamente monitorizados e os bandos são revacinados para manter os títulos de anticorpos protectores. As reprodutoras e as poedeiras são vacinadas contra o NDV e estão a ser utilizadas vacinas à base de óleo antes do início da produção de ovos para obter imunidade a longo prazo (Nadeem *et al.*, 2004). Os títulos de anticorpos anti-VDN do bando de reprodutoras também são importantes para manter os títulos de anticorpos maternos anti-VDN da descendência. Estes anticorpos maternos protegem os pintos da doença durante a primeira semana de vida. Apesar da vacinação extensiva, os surtos estão a ocorrer continuamente (Shabbir *et al.*, 2012). Para ultrapassar este problema, os produtores de aves de capoeira estão a utilizar diferentes combinações de vacinas vivas e mortas num bando.

Tanto as vacinas vivas como as inactivadas têm as suas vantagens e desvantagens (Bermudez, 2003; Senne *et al.*, 2004). As vacinas vivas são vantajosas porque a sua produção é pouco dispendiosa, podem ser aplicadas em massa, induzem a imunidade das mucosas e proporcionam um rápido início da imunidade (Marangon e Busani, 2007). As vacinas vivas são imperfeitas na medida em que podem causar doenças, são inactivadas pelos anticorpos maternos, interferem com a vigilância e requerem um manuseamento adequado para não serem inactivadas antes de serem administradas (Senne *et al.*, 2004). As vacinas inactivadas são mais fáceis de armazenar, são capazes de superar os anticorpos maternos e não causam a doença para a qual estão a ser administradas para proteger (Brugh e Siegel, 1978). As desvantagens da utilização de vacinas inactivadas são o facto de necessitarem de uma grande quantidade de antigénio, serem dispendiosas de produzir, não poderem ser aplicadas em massa e terem um início de imunidade mais lento (Marangon e Busani, 2007).

Os perus são frequentemente vacinados com vacinas ND com bons resultados, mas alguma morbilidade e mortalidade podem estar associadas à vacinação com vacinas vivas e ao desafio com um NDV virulento após a vacinação (Saif e Nestor, 2002). Embora as vacinas contra a febre aftosa só estejam autorizadas para galinhas, perus e pombos, as vacinas contra a febre aftosa parecem também proporcionar uma boa proteção às perdizes (família Phasianidae) e às galinhas da Guiné (família Numididae) (Alexander, 2003). As avestruzes respondem favoravelmente à vacinação com vacinas ND e recebem normalmente uma vacina LaSota inactivada (Blignaut *et al.*, 2000). São induzidas respostas imunitárias protectoras em pombos vacinados com vacinas contra o PPMV-1 (Kapczynski *et al.*, 2006). Os vírus PPMV-1 são estirpes de AMPV-1 isoladas de pombos que são frequentemente referidas como variantes devido à sua propensão para se ligarem a diferentes anticorpos monoclonais.

Idealmente, o objetivo de um programa de vacinação é produzir imunidade vitalícia com uma única vacina, na idade mais precoce possível, sem efeitos secundários devidos a mortalidade, doença respiratória ou crescimento deficiente. Além disso, a vacina deve ser administrada por métodos de administração em massa, ser fácil de armazenar e incluir marcadores que permitam diferenciar os animais infectados dos animais vacinados, o que poderia ajudar nos esforços de quarentena e erradicação num cenário de surto (Veits *et al.*, 2006). Inicialmente, foram utilizadas vacinas inactivadas para controlar a DN, mas verificou-se que não eram tão eficazes devido à sua incapacidade de produzir respostas nas mucosas e de serem aplicadas em massa (Alexander, 1988a). A transição para as vacinas vivas foi feita na década de 1950, quando foram caracterizadas estirpes de baixa virulência que provaram ser eficazes para a vacinação contra vírus semelhantes que circulavam na altura (Beaudette, 1949).

Para além das vacinas vivas e inactivadas comuns, foram criadas vacinas menos convencionais para o VDN que incluem vacinas de ADN, virosomas, ISCOM, VDN como vectores de vacinas, vacinas com marcadores de VDN, vectores de varíola e herpes para exprimir proteínas do VDN, sistema baculoviral para exprimir proteínas do VDN e proteínas do VDN expressas em produtos vegetais (Loke *et al.*, 2005; Veits *et al.*, 2006). A maioria destas novas vacinas, embora eficazes, ainda não foi utilizada em contextos comerciais devido ao facto de os seus custos de produção serem mais caros do que os das vacinas actuais (Seal *et al.*, 2000). Todas estas vacinas supramencionadas têm potencial para serem utilizadas como vacinas de tipo marcador para permitir a diferenciação entre animais infectados e vacinados.

Atualmente, as estirpes de VDN utilizadas para produzir vacinas contra a febre aftosa (B1/1947, LaSota/1946), sendo vírus de genótipo II da classe II, são filogeneticamente as mesmas que os vírus dos surtos isolados na década de 1940, mas filogeneticamente são diferentes das estirpes que causaram surtos de febre aftosa na América do Norte desde a década de 1970. Semelhante ao B1 e ao LaSota em termos de classe e genótipo, a estirpe VG/GA, um vírus de genótipo II de classe II, isolado de um peru saudável, comercializado e utilizado em muitos países como vacina viva contra a febre aftosa, Avinew® da Merial, foi isolada em 1989 (Seal *et al.*, 1995). Uma vez que todos os vírus APMV-1 ND partilham epítopos antigénicos semelhantes, são considerados como sendo de um único serótipo, o que significa que os anticorpos e a imunidade mediada por células induzidos por qualquer um dos NDV protegeriam da doença e da morte após um desafio com qualquer outro NDV. É amplamente reconhecido que, uma vez que todos os isolados de VDN são de um único serótipo, as vacinas contra o VDN preparadas com qualquer linhagem de VDN, administradas corretamente, podem proteger as aves de capoeira contra a doença clínica e a mortalidade decorrentes de um desafio virulento com VDN (Kapczynski e King, 2005).

A vacinação ideal ocorre num momento após a diminuição dos anticorpos maternos, permitindo que as vacinas induzam uma boa resposta imunológica, mas antes que as aves possam ser expostas a uma estirpe virulenta de NDV. O tipo de programa escolhido para cada bando de aves dependerá de vários factores, a começar pelo facto de o objetivo ser proteger as aves da infeção ou da doença clínica e da morte. Ao mesmo tempo, é importante não induzir reacções respiratórias iatrogénicas, o que levaria a perdas económicas. Ao definir um programa de vacinação para um bando, devem ser tidos em conta factores como a idade, o nível de anticorpos maternos, a raça e a presença de infecções concomitantes.

2.10.2 Biossegurança

São essenciais boas medidas de biossegurança para prevenir a doença de Newcastle nos bandos de aves de capoeira. Os bandos comerciais não devem ter qualquer contacto com aves de capoeira domésticas, aves selvagens ou aves de companhia. Os trabalhadores devem evitar o contacto com aves fora da exploração. As medidas de biossegurança incluem galinheiros, alimentos e água à prova de aves, minimizando as deslocações dentro e fora das instalações, desinfectando os veículos e o equipamento que entram na exploração. As pragas, como insectos e ratos, também devem ser controladas. Se possível, os empregados devem tomar um duche e vestir roupa específica antes de entrarem na exploração avícola.

Capítulo 3

3 MATERIAIS E MÉTODOS

3.1 Área de estudo

O estudo foi realizado entre dezembro de 2016 e maio de 2017 no distrito de Minjar-Shenkora, Bolo Silassie kebelle, que se situa na Zona Norte de Shoa do Estado Regional de Amhara, a cerca de 135 km a sudeste de Adis Abeba. A área está situada entre 90°6' e 90°5' N e 39°46' e 39°26' Este (Figura 2). O distrito tem uma área total de cerca de 229.463 hectares. A altitude da área de estudo varia entre 1400-2400 m.a.s.l. Os dados meteorológicos mostraram que o distrito recebe uma precipitação bimodal com uma média anual de precipitação que varia entre 162,8 mm e 1028 mm. A temperatura média anual mais baixa ao longo de dez anos foi de 7,3 °C, enquanto a mais alta foi de 20 °C (Alemayehu, 2015). O distrito está dividido em três zonas agro-climáticas, nomeadamente terras altas, terras médias e terras baixas. Dados não publicados do gabinete agrícola do distrito mostram que 20% da área do distrito é montanhosa, enquanto 65% é plana. Cerca de 10% da terra é um desfiladeiro e os restantes 5% são caracterizados por outros aspectos topográficos. A agricultura é a principal atividade da população do distrito, sendo as principais culturas o teff, a cevada, o trigo, o sorgo, o grão-de-bico, o milho, a ervilha, a cebola, a batata, a pimenta e o feno-grego. A wereda tem um número de população pecuária, bovinos (95270), ovinos (57603), caprinos (74049) e aves de capoeira (168.702), equinos (3.826), mulas e camelos (8131). As aves de capoeira exóticas (Sasso, kockock e white leghorn) são as raças dominantes adoptadas na região (MSWARDO, 2016).

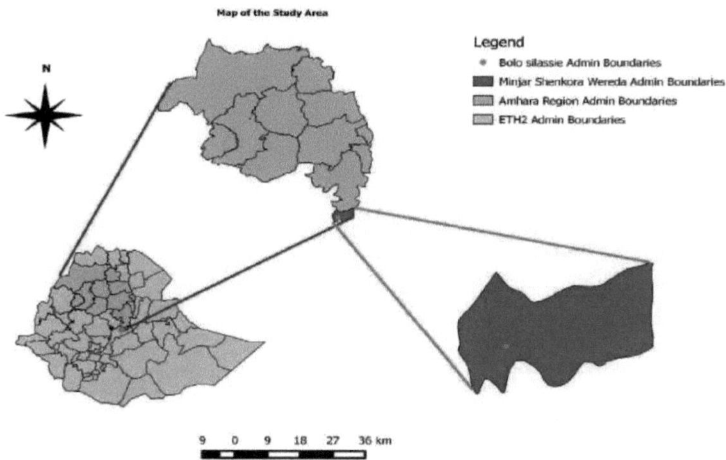

Figura 2: Mapa da área de estudo (software Quantum Geographic Information System (QGIS) versão 2.0.1).

3.2 População e gestão do estudo

As galinhas em estudo incluem ecotipos indígenas e raças exóticas de galinhas (White leg horn, Sasso e kockock). As galinhas eram criadas por pequenos agricultores. Os agricultores praticam um sistema de produção semi-intensivo, com galinheiros abertos e pequenas áreas fechadas com arame e pequenos bandos de galinhas locais (Anexo 1). Os recursos alimentares para as galinhas são os resíduos domésticos, as colheitas da quinta, os restos de culturas e as sementes oferecidas pelo bando

proprietários.

3.3 Seleção da aldeia de estudo e dos agricultores

A associação de camponeses foi selecionada propositadamente, tendo em conta a presença de uma maior população de galinhas por agregado familiar, a acessibilidade da associação de camponeses à estrada e o consentimento dos agricultores para participarem no estudo. A seleção da associação de camponeses e dos agregados familiares foi facilitada por especialistas em pecuária/pessoal de extensão do distrito. Foi organizada uma reunião com os agregados familiares selecionados nas associações de camponeses selecionadas, em colaboração com os líderes comunitários e o pessoal de extensão (Anexo 2). Os agregados familiares também foram selecionados propositadamente com base no número de galinhas indígenas e exóticas que possuíam. Os agricultores foram claramente informados sobre os objectivos e princípios do estudo.

3.4 Conceção experimental

Para efeitos deste estudo, foram selecionados vinte agregados familiares que criavam galinhas indígenas e exóticas. Os agricultores que possuíam dez ou mais galinhas indígenas e exóticas por agregado familiar foram selecionados propositadamente para a experiência. Foi identificado um total de 154 galinhas, 82 ecótipos indígenas e 72 raças exóticas pertencentes às 20 famílias selecionadas. Os agregados familiares selecionados foram distribuídos aleatoriamente por quatro grupos de tratamento. Dois dos grupos de tratamento têm 37 galinhas cada, enquanto os outros dois têm 40 galinhas cada (Quadro 2). As galinhas incluídas na amostra foram identificadas individualmente com etiquetas numeradas nas asas (Apêndice 3) e foi recolhida uma amostra de sangue para estimar a concentração inicial de anticorpos. E as 154 amostras de sangue colhidas na linha de base foram também analisadas para detetar a infeção por DII. Os agregados familiares selecionados foram distribuídos aleatoriamente por um dos quatro grupos de tratamento: placebo, água potável, colírio e spray, conforme ilustrado abaixo. Cada grupo de tratamento inclui cinco agregados familiares.

Tratamento 1: Galinha que recebeu apenas água (controlo)

Tratamento 2: Galinhas que receberam vacinas ND I2 através da água de beber

Tratamento 3: Galinha que recebeu vacinas ND I2 por gota ocular (controlo positivo)

Tratamento 4: Galinha que recebeu a vacina ND I2 por pulverização

Quadro 2: Instalação experimental

Treatment Groups	No. of Chickens	Breed	No.	Vaccine EID_{50}/ml dose	No. challenged chickens	Challenge EID_{50}/ml dose (IM)
Control	40	Local	23	10^6	10	10^7
		Exotic	17			
D.water	37	Local	20	10^6	10	10^7
		exotic	17			
Eye drop	37	Local	20	10^6	10	10^7
		Exotic	17			
Spray	40	Local	19	10^6	10	10^7
		Exotic	21			

EID50=50% de dose infecciosa embrionária; N.º = número de galinhas; D. água= água potável

3.5 Vacinação e acompanhamento

Os frascos de vacina liofilizada ND I2 400 doses (lote 416) e 200 doses (lote 117) com um título de 10^6 EID50 por frasco foram adquiridos ao National Veterinary Institute (NVI), Bishoftu. As vacinas foram transportadas para a área de estudo utilizando um frigorífico portátil. Os frascos foram reconstituídos com água destilada limpa e não clorada (instruções do fabricante). Após a reconstituição, a vacina foi administrada às galinhas experimentais, com exceção do grupo de controlo. A vacinação de reforço utilizando a mesma vacina NDI2 foi administrada 15 dias após a primeira vacinação. Foi recolhida uma amostra de sangue no 15º dia após a primeira vacinação e 15 dias após a vacinação de reforço para a titulação de anticorpos. As galinhas foram seguidas durante 3 meses antes de se efetuar a infeção por desafio. Durante os três meses de acompanhamento, foram registadas as suspeitas de surto da doença de Newcastle e a mortalidade devida ao surto da doença, tanto nos agregados familiares experimentais vacinados como nos agregados familiares não vacinados da zona.

Para a administração oral da vacina através da água potável, os frascos contendo a vacina NDI2 foram reconstituídos com água destilada. Um frasco da vacina NDI2 liofilizada contendo 400 doses foi reconstituído em 4000 mL de água destilada seguindo as instruções do fabricante (1 dose da vacina NDI2 foi reconstituída com 10 mL de água destilada). Cada galinha por grupo recebeu 10 mL da vacina reconstituída durante a primeira vacinação e 20 mL durante a vacinação de reforço (manual NVI) (Anexo 4). Antes da vacinação, os criadores foram informados de que deveriam reter a água durante algumas horas.

Para a administração da vacina ocular, um frasco da vacina liofilizada NDI2 contendo 200 doses foi reconstituído em 10 mL de solução salina, conforme recomendado pelo fabricante (100 doses da vacina NDI2 foram reconstituídas com 5 mL de solução salina). Cada galinha do grupo recebeu uma gota da vacina reconstituída usando uma pipeta estéril (Apêndice 4).

Para o grupo que recebeu a vacina NDI2 por spray de cama, foi usado um spray limpador de espelho para pulverizar a vacina em água salina (Apêndice 4). Cem mL de água salina foram usados para reconstituir 100 doses da vacina (Tadios *et al.*, 2015). Portanto, um frasco da vacina NDI2 liofilizada contendo 400 doses foi reconstituído em 400 mL de água salina. As galinhas foram pulverizadas com a vacina a uma taxa de dose de 1 mL de vacina por galinha numa gaiola e as galinhas foram forçadas a permanecer na gaiola fechada durante 30 minutos.

3.6 Recolha de amostras de soro

Foram colhidas amostras de sangue (1-1,5 mL) por pinto, utilizando uma seringa descartável estéril de 3 mL, a partir da veia da asa (Anexo 5), seguindo os métodos padrão descritos por (Alders e Spradbrow, 2001). Foram colhidas amostras de sangue de 154 frangos no primeiro dia da experiência para o ensaio de anticorpos de base. Posteriormente, foram colhidas amostras de sangue no 15º dia após a primeira vacinação e 15 dias após a vacinação de reforço. As amostras de sangue pré-desafio foram colhidas um mês após a administração da vacina de reforço. As amostras de sangue colhidas foram etiquetadas e deixadas a coagular durante a noite à temperatura ambiente e o soro foi separado. Os soros foram colhidos em frascos criogénicos rotulados e armazenados a -20°C até à realização da HI.

3.7 Ensaio de inibição da hemaglutinação (HI)

O ensaio HI foi efectuado no laboratório de serologia do NVI. As amostras de soro colhidas foram inactivadas pelo calor a 56 °C durante 30 minutos e armazenadas a -20 °C. O nível de anticorpos anti-vírus da DN nas amostras de soro foi determinado utilizando o teste HI, tal como descrito pela OIE (2013) (apêndice 6). O teste HI tem uma especificidade de 98 % e uma sensibilidade de 69-98 % (de Wit *et al.*, 2005). Foram efectuadas duas diluições em série das amostras de soro para estimar os títulos de anticorpos anti-VDN. O nível de anticorpos para cada amostra de soro foi expresso como um logaritmo para a base dois e registado. Os títulos médios foram calculados. Neste estudo, utilizámos o valor de corte publicado para o título protetor de anticorpos HI (título HI **$\geq \log 2^3$**) para a vacinação contra a DN em galinhas (Abdi *et al.*, 2016; Spradbrow, 1993; Alexander *et al.*, 2004).

3.8 Desafio com vírus virulento

Quatro semanas após a vacinação de reforço, foram selecionadas aleatoriamente 40 galinhas (10 de cada grupo de tratamento), que foram compradas e levadas para Bishoftu. As galinhas foram alojadas num galinheiro experimental de aves localizado na Faculdade de Medicina Veterinária e Agricultura. A estirpe local virulenta de NDV designada Alamya foi obtida do NVI e inoculada através do músculo peitoral em todas as galinhas (Anexo 7). A estirpe de desafio tem um tempo médio de morte embrionária de 51,1 h, um índice de patogenicidade intracerebral de 1,84 e um índice de patogenicidade intravenosa de 2,51 (Nassir *et al.*, 2000). Cada galinha foi inoculada com 1mL da suspensão da estirpe de desafio contendo 10^7 $_{EID50/ml}$, tal como descrito por Abdi *et al.* (2016) e Echeonwu *et al.* (2007). As galinhas de cada grupo de tratamento foram mantidas separadamente e seguidas diariamente quanto à morbilidade e mortalidade durante um mês (Anexo 8).

3.9 Análise de dados

Os dados recolhidos na área de estudo foram armazenados no MS Excel e analisados utilizando o STATA versão 13. Os dados serológicos são apresentados como valor médio mais ou menos (+/-) o desvio padrão (DP) dos títulos de anticorpos HI dos grupos de tratamento. A variação nos títulos médios de anticorpos entre os quatro grupos experimentais foi analisada utilizando a ANOVA de uma via. Quando se observaram diferenças entre os grupos, foi utilizada a comparação múltipla de pares de Bonfferoni e o efeito da co-infeção de IBD e da raça no título de anticorpos ND foi analisado através de regressão linear. A significância é registada com $P<0,05$.

3.10 Considerações éticas

A autorização ética para este estudo foi obtida junto da Universidade de Addis Ababa, Faculdade de Medicina Veterinária e Agricultura (AAU-CVMA), ata do comité de ética e revisão da investigação animal. Foi entregue ao comité um pedido de sete páginas de explicação do objetivo do estudo e de todos os cuidados possíveis planeados para reduzir o sofrimento dos animais devido à amostragem e ao desafio virulento do vírus. Depois de o comité ter avaliado a importância desta investigação, foi concedida a aprovação (Anexo 11)

Capítulo 4

4 RESULTADOS

4.1 Resposta serológica

Na fase inicial, o título médio de anticorpos contra o NDV era ligeiramente superior ao nível de proteção em todos os grupos de tratamento (Quadro 3, Figura 3). O título médio geral de anticorpos na linha de base (log2 ± SE) das 154 galinhas do estudo foi de 3,9 ± 0,21. Na linha de base, não se registou qualquer diferença estatisticamente significativa (P > 0,05) no título de anticorpos entre todos os grupos experimentais. Após a primeira vacinação e a vacinação de reforço, observou-se uma variação estatisticamente significativa (P < 0,001) no título médio (log2) de anticorpos entre os grupos vacinados e o grupo de controlo não vacinado (Quadro 3).

Quadro 3: Média ± SE dos títulos de anticorpos das galinhas antes e depois da vacinação

Treatment Group	M ± SE HI antibody titre (log2) chickens vaccinated by different methods at different days			
	N	Day 0	Day 15	Day 31
Control	40	3±0.41	4.45±0.58	4.4± 0.60
D. water	37	4.7±0.39	7±0.51	7.6± 0.38
Eye drop	37	4.1± 0.38	7.2±0.41	7.1± 0.41
Spray	40	3.7±0.46	8.05±0.43	7.7± 0.41

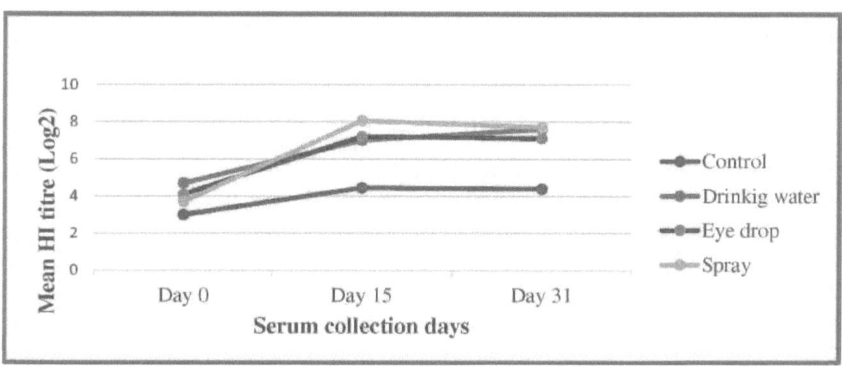

Figura 3: Título médio (log2) de anticorpos dos frangos em diferentes momentos da experiência

Foi ainda efectuada uma comparação múltipla entre pares para discernir a existência de variação no título de anticorpos entre os grupos experimentais após a primeira vacinação e a vacinação de reforço. No 15° dia após a primeira vacinação, os três grupos vacinados apresentavam um título de anticorpos significativamente mais elevado do que o grupo de controlo (Quadro 4). No entanto, não se registou uma diferença estatisticamente significativa no título de anticorpos entre os grupos vacinados, embora o grupo que recebeu a vacina NDI2 por pulverização tenha apresentado o título mais elevado, seguido do grupo do colírio. Do mesmo modo, após a vacinação de reforço, os grupos vacinados apresentaram um título de anticorpos significativamente mais elevado do que os grupos não vacinados, embora não tenha havido uma diferença estatisticamente significativa entre os grupos vacinados (Quadro 5). O título de anticorpos mais elevado foi observado nas galinhas vacinadas por pulverização, seguidas das que receberam a vacina através da água de bebida.

Quadro 4: Resultados da comparação múltipla de pares do título de anticorpos log2 HI em galinhas experimentais no dia 15 após a vacinação primária

Treatment Group-1	Treatment Group-2	MD	SE	P- value	95% CI
D.water	Control[a]	2.55	0.705	0.002	0.66 - 4.43
Eye drop	Control[a]	2.82	0.705	0.001	0.93 - 4.70
Spray	Control [a]	3.6	0.691	0.001	1.75 - 5.44
Eye drop	D.water[b]	0.27	0.718	1.000	-1.65 - 2.19
Spray	D.water[b]	1.05	0.705	0.831	-0.83 - 2.93
Spray	Eye drop[b]	0.77	0.705	1.000	-1.10 - 2.66

Grupos com letras diferentes diferem significativamente entre si; MD = diferença média; SE = erro padrão; D. água = água potável

Quadro 5: Resultados da comparação múltipla de pares do título de anticorpos log2 HI em galinhas experimentais no dia 15 após a vacinação de reforço

Treatment Group-1	Treatment Group-2	MD	SE	P-value	95% CI
D. water	Control[c]	3.22	0.662	0.001	1.45 - 4.99
Eye drop	Control[c]	2.73	0.662	0.001	0.96 - 4.50
Spray	Control[c]	3.32	0.649	0.001	1.58 - 5.06
Eye drop	D.water[d]	-0.48	0.675	1.000	-2.29 - 1.31
Spray	D.water[d]	0.10	0.662	1.000	-1.66 - 1.87
Spray	Eye drop[d]	0.66	0.662	1.000	-1.18 - 2.36

Os grupos com letras diferentes diferem significativamente entre si; MD: média diferença; D. água = água potável

4.2 Efeito da co-infeção com o vírus da doença infecciosa da bursa e as raças

As amostras de soro recolhidas na fase inicial foram analisadas para detetar a infeção por IBD. O efeito da infeção com IBDV no título de anticorpos anti-NDV foi analisado através de regressão linear e o resultado mostrou que, em média, as galinhas positivas para IBD tinham títulos de anticorpos anti-NDV mais baixos (Quadro 6). Esta diferença não foi, no entanto, estatisticamente significativa. O título HI médio (**log2**) das galinhas exóticas foi, em média, 0,32 unidades mais elevado do que o das galinhas indígenas, embora não fosse estatisticamente significativo.

Quadro 6: Efeitos da infeção com IBD e da raça no título de anticorpos anti-NDV

Variable	Coefficient	Std. Err.	p-value	95% CI
IBD infection				
Yes	-0.3501494	0.613	0.569	-1.561 - .861
Breed				
Exotic	0.3259234	313	0.299	-0.290 - 0.941

4.3 Percentagem de frangos com título HI superior a $Log2^3$

No início, 37%, 52%, 51% e 50% das galinhas do grupo de controlo, água potável, colírio e spray, respetivamente, tinham um título de anticorpos ≥ log_2^3 . Após a primeira vacinação, a proporção de galinhas com títulos de anticorpos ≥ $log2^3$ aumentou para 74%, 90% e 93% no grupo vacinado com água potável, colírio e spray, respetivamente (Tabela 7). Enquanto que a proporção de galinhas com um título de anticorpos ≥ **log2**^{3} no grupo de controlo foi de 48%. Após a administração da vacinação de reforço, a proporção de galinhas com um título de anticorpos ≥ **log2**^{3} foi de 90%, 90% e 93% no grupo vacinado através da água de bebida, colírio e spray, respetivamente. A proporção de galinhas com um título de anticorpos ≥ log_2^3 manteve-se em 45% nos grupos de controlo.

Tabela 7: A proporção de frangos com títulos de HI $\geq log_2{}^3$ entre os quatro grupos experimentais

Treatment Group	Number of chickens (%) with HI log2) ≥ 3.0			
	No.	Day 15	No.	Day 31
Control	35	17(48%)	35	16(45%)
D. water	31	23(74%)	30	27(90%)
Eye drop	33	30(90%)	33	30(90%)
Spray	31	29(93%)	34	31(93%)

4.4 Resultados da infeção por desafio

Os resultados da infeção por desafio com vírus virulento mostraram que 100% das galinhas dos grupos vacinados sobreviveram, enquanto 60% dos grupos de controlo morreram, mostrando sinais clínicos típicos de ND (Quadro 10). No entanto, duas galinhas dos grupos vacinados através da água de bebida mostraram sinais clínicos de ND, o que provocou uma morbilidade de 20%, mas todas recuperaram antes do fim do estudo (Anexo 11). Os sinais clínicos observados nas galinhas infectadas do grupo de controlo foram apatia, aumento da respiração, fraqueza, prostração, diarreia aquosa esverdeada, paralisia das pernas e das asas (apêndice 10). Os exames post mortem revelaram lesões indicativas de infeção por NDV, tais como proventrículo hemorrágico, traqueia hemorrágica, amígdala cecal hemorrágica e esplenomegalia (figura 5).

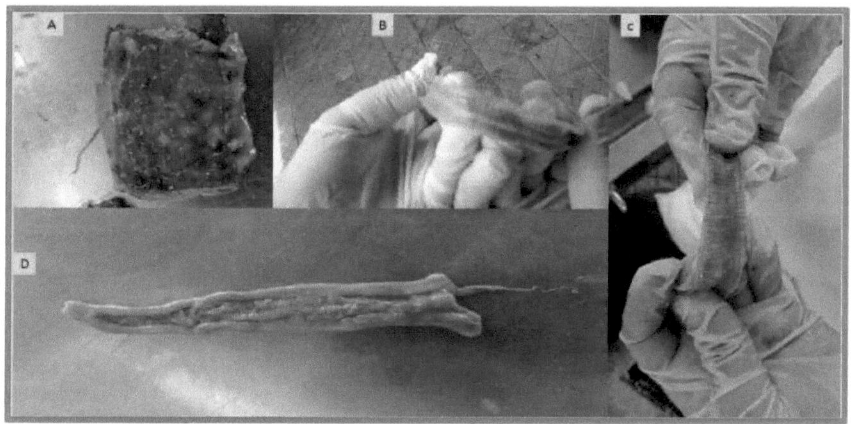

Figura 4: Lesões post mortem encontradas em galinhas mortas após desafio com vírus virulento: proventrículo hemorrágico (A), traqueia hemorrágica (B & C), amígdala cecal hemorrágica (D).

Quadro 8: Taxas de morbilidade, mortalidade e sobrevivência em frangos vacinados por diferentes vias e desafiados com a estirpe local Alemaya do NDV

Treatment group	N	Mean HI Titre ± SD	No. Morbidity	Death Total	Mortality %	Survival %
Control	10	1.6 ± 0.16	6	6	60	40
D. water	10	9 ± 0	2	0	0	100
Eye drop	10	9 ± 0	0	0	0	100
Spray	10	9 ± 0	0	0	0	100

Capítulo 5

5 DISCUSSÃO

A doença de Newcastle (DN) é uma doença altamente virulenta das aves de capoeira que pode devastar todos os bandos num curto período de tempo. Isto foi demonstrado por vários surtos que afectaram vários bandos em várias áreas durante este estudo. Isto significa que o controlo da ND deve ser uma questão prioritária se o objetivo dos países em desenvolvimento como a Etiópia for a segurança alimentar das famílias e a redução da pobreza nacional. A administração de vacinas que sejam adequadas aos pequenos agricultores é importante, uma vez que as questões de biossegurança não podem ser pensadas em ambientes rurais. A adoção fácil de sistemas de administração de vacinas contra a febre aftosa que proporcionem um bom nível de imunidade é uma forma de aliviar a pobreza (Duguma, 2006). Neste estudo, foram comparadas diferentes vias de administração da vacina NDI2 com a via de vacinação recomendada (método de gota ocular).

Os resultados deste estudo mostraram que as galinhas vacinadas com NDI2 através da água de bebida e da pulverização obtiveram um título de anticorpos anti-NDV que é $\geq \log 2^3$, o que é considerado protetor contra o desafio virulento do vírus no campo (Spradbrow, 1993; Alexander, 2001). Ou seja, o nível de proteção, tal como demonstrado pelo título de anticorpos, conferido pelas duas vias de vacinação é comparável ao método de vacinação com gotas oculares. Isto mostra que os pequenos agricultores podem escolher entre os métodos de vacinação que se adequam ao seu sistema agrícola e às suas necessidades específicas. As galinhas vacinadas com NDI2 pelas três vias de vacinação apresentaram títulos de anticorpos mais elevados do que o grupo de controlo. Noutros locais, demonstrou-se que as galinhas vacinadas através de gotas oculares e por via oral obtiveram um bom nível de proteção, apesar de ser necessária uma vacinação de reforço 2-4 semanas mais tarde para a administração oral (Bell *et al.*, 1995; Alders e Spradbrow, 2001). A proporção de galinhas com um título de anticorpos **≥log2**^{3} após a primeira vacinação e a vacinação de reforço no grupo vacinado através da água de bebida e do spray é comparável à das galinhas vacinadas através do método da gota ocular. Em particular, a proporção de frangos com títulos de anticorpos superiores a **log2**^{3} após a vacinação de reforço foi superior a 90%. Esta observação está de acordo com os relatórios anteriores de Nasser *et al.* (2000) e Abdi *et al.* (2016) na Etiópia. Da mesma forma, está de acordo com os relatórios feitos noutros locais do mundo, como os relatórios de Wegdan *et al.* (2015) que utilizaram o método de gotas oculares e água potável para administrar as vacinas NDI2. O nível de proteção observado em galinhas vacinadas por pulverização da cama está de acordo com relatórios anteriores de Tadios *et al.* (2015). Isto mostra que a administração oral da vacina NDI2 através da água potável, que pode ser efectuada pelos próprios agricultores, e a pulverização de camas com materiais disponíveis localmente podem provocar imunidade suficiente comparável ao método da gota ocular. Foi demonstrado que a administração oral de vacinas contra a ND provoca principalmente imunidade nas mucosas (Jayawardane e Spradbrow, 1995). Isto é importante para conferir proteção contra o VDN, que pode ser adquirida por inalação, ingestão ou ambas (Alexander, 1988). O elevado nível de proteção oferecido pela vacinação através da pulverização da cama pode dever-se à maior probabilidade de contrair o vírus da vacina através de vias naturais de infeção, como os olhos e as narinas.

A sobrevivência de 100% observada nos frangos vacinados através do método da água potável, da pulverização da cama e da gota ocular, em comparação com o grupo de controlo no qual se observou uma sobrevivência de 40%, indica que a vacinação com a vacina NDI2 pode reduzir a mortalidade em pelo menos 60%. Este facto tem implicações importantes em termos de segurança alimentar e financeira para os pequenos produtores de aves de capoeira. Isto pode ainda ser justificado pela queda no número médio de galinhas por agregado familiar de 12,5 para 4,08 nos pequenos agricultores que não vacinaram o seu bando, enquanto a queda é apenas de 21,06 para 18,5 nos agricultores que vacinaram o seu bando. Isto significa que a vacinação contra a ND com a vacina NDI2 através de uma via de administração adequada pode reduzir significativamente a mortalidade e manter o tamanho do efetivo e, em última análise, contribuir para o rendimento familiar. As mulheres e as crianças podem beneficiar particularmente de tais vacinações. Em concordância com os nossos resultados, Nasser *et al.* (2000) e Musa *et al.* (2015) relataram uma proteção de 100% em galinhas vacinadas através de água potável e colírio após um desafio com vírus virulento. Abdi *et al.* (2016) também comunicaram uma proteção de 100% em frangos vacinados com NDVI2 através de água potável após um desafio com a mesma estirpe utilizada neste estudo. Tadios *et al.* (2015) também relataram 80% de sobrevivência após o desafio com a mesma estirpe em frangos vacinados por pulverização, o que é inferior ao presente achado. Bell *et al.* (1991) também relataram a eficácia da estirpe de vacina V4, que é semelhante à estirpe NDI2 aplicada por pulverização, resultando em seroconversão e proteção contra o desafio virulento. No Vietname, após extensos ensaios laboratoriais e em aldeias, foi oficialmente reconhecida como a vacina contra a doença necrótica das galinhas de aldeia (Tu *et al.*, 1998). Na Tanzânia, demonstrou-se que oferece proteção durante pelo menos dois meses após a vacinação (Wambura *et al.*, 2000). Os registos de campo em Moçambique indicam que a vacina I2 ND proporciona aproximadamente 80 por cento de proteção face a um surto (Alders e Spradbrow, 2001).

Os frangos infectados com IBD tinham um título de anticorpos mais baixo do que os que não estavam infectados, embora a diferença no título de anticorpos não fosse estatisticamente significativa. Isto tem implicações no controlo da ND através da vacinação. A literatura revela que a infeção com IBDV resulta na destruição de linfócitos B imaturos na bursa com imunossupressão final (Faragher *et al.*, 1974). A ocorrência de IBD deve ser tida em conta pelas autoridades veterinárias e pecuárias, uma vez que pode interferir com os programas de vacinação. Esta interferência nos programas de controlo da DN através da vacinação devido à ocorrência de IBD já foi documentada em sistemas comerciais de produção de aves de capoeira (Giambrone *et al.*, 1976).

Os ecotipos de galinhas indígenas na área de estudo apresentaram títulos de anticorpos semelhantes aos das raças de galinhas exóticas, embora as exóticas apresentassem, em média, títulos de anticorpos anti-ND mais elevados. Não obstante o pequeno número de agregados familiares e galinhas incluídos no estudo, isto mostra que a vacina NDI2 provoca um nível semelhante de produção de anticorpos em galinhas indígenas e exóticas. Em concordância com este resultado, Nega *et al.* (2011) relataram que a vacina NDI2 provoca uma elevada resposta de anticorpos (90,4%) em quatro ecotipos diferentes de galinhas indígenas na Etiópia. Esta descoberta é importante para os produtores de aves de capoeira e para o pessoal veterinário, uma vez que a informação sobre a eficácia das vacinas contra a ND em galinhas indígenas é escassa. A vacinação regular de galinhas de aldeia com vacinas NDI2 pode reduzir a circulação de vírus ND virulentos e o seu alastramento para explorações comerciais.

Capítulo 6

6 CONCLUSÃO E RECOMENDAÇÕES

Os resultados obtidos neste estudo mostram que a vacina NDI2 administrada através da água de beber e da pulverização da cama em situação de pequenos agricultores provocou um nível de anticorpos protetor semelhante ao método de gota ocular. As galinhas vacinadas através da água potável e da pulverização da cama demonstraram uma sobrevivência de 100% semelhante à do método da gota ocular após um desafio com NDV virulento. O nível de proteção conferido foi semelhante nos tipos de galinhas autóctones e exóticas criadas pelos pequenos agricultores da zona. Por conseguinte, os pequenos agricultores podem escolher as vias de administração de vacinas adequadas para prevenir surtos de ND. Pode dar um contributo vital para a melhoria da segurança alimentar e financeira dos agregados familiares dos pequenos agricultores.

Com base nas conclusões acima apresentadas, são formuladas as seguintes recomendações:

> A utilização da vacina NDI2 deve ser considerada pelas autoridades veterinárias e pecuárias para evitar surtos de doenças infecciosas

> É necessário efetuar uma avaliação em grande escala das vias de administração da vacina NDI2

> É necessário efetuar mais estudos sobre a epidemiologia do VDN e a eficácia da vacina em várias estirpes.

REFERÊNCIAS

Abdi R.D., Amsalu K., Merera O., Asfaw Y., Gelaye E., Yemi M. e Sori T. (2016): Avaliação da resposta serológica e do nível de proteção em frangos expostos a grãos revestidos com o vírus da doença de Newcastle I2 para uma vacinação oral eficaz de frangos de aldeia. *BMC Veterinary Research*, **12**:150

Abolnik C., Horner R.F., Bisschop S.P., Parker M.E., Romito M. e Viljoen G.J. (2004): A phylogenetic study of South African Newcastle disease virus strains isolated between 1990 and 2002 suggests epidemiological origins in the Far East. *Arch Virol*, **149**, 603-619.

Alamare J.G., Li J. e Iorio R.M. (2005): O anticorpo monoclonal utilizado rotineiramente para identificar estirpes avirulentas do vírus da doença de Newcastle liga-se a um epítopo no terminal carboxi da proteína hemaglutinina-neuraminidase e reconhece estirpes mesogénicas e velogénicas individuais. *J. Clin Microbiol,* **43**, 4229-4233.

Alders R. e Spradbrow P. (2001): Controlling ND in village chickens. Monografia ACIAR. **82**:112.

Aldous E.W., Manvell R.J., Cox W.J., Ceeraz V., Harwood D.G., Shell W., Alexander D.J. e Brown I.H. (2007): Surto da doença de Newcastle em faisões (Phasianus colchicus) no sudeste de Inglaterra em julho de 2005. *Vet Rec.,* **160**, 482484.

Aldous E.W., Mynn J.K., Banks J. e Alexander D.J. (2003): A molecular epidemiological study of avian paramyxovirus type 1 (Newcastle disease virus) isolates by phylogenetic analysis of a partial nucleotide sequence of the fusion protein gene. *Avian Pathol*, **32**, 239-256.

Alemayehu G. (2015): Estudo etnobotânico de plantas medicinais usadas pelas comunidades locais do distrito de Minjar-Shenkora, zona norte de Shewa da região de Amhara, Etiópia. Jornal de Estudos de Plantas Medicinais, **3**(6): 01-11.

Alexander D.J, Bell J.G. e Alders R.G. (2004): Technology Review: Newcastle

Doença. Rome: FAO Animal Production and Health Paper, pp. 1-26.

Alexander D.J. e Senne D.A (2008): Doença de Newcastle e outros paramixovírus aviários. *In*: A laboratory manual for the isolation, identification and characterization of avian pathogens (Manual de laboratório para o isolamento, identificação e caraterização de agentes patogénicos aviários). 5th Edition, Edited by Dufour-Zavala L., Senne DA., Glisson JR., American Association of Avian Pathologists, Athens, GA, pp. 135-141.

Alexander D.J., Manvell R.J., Banks J., Collins M.S., Parsons G., Cox B., Fros K.M. Speidel E.C., Ashman S. e Aldous E.W. (1999): Experimental assessment of the pathogenicity of the Newcastle disease viruses from outbreaks in Great Britian in 1997 for chickens and turkeys and the protection afforded by vaccination. *Avian Pathol,* **28**, 501-512.

Alexander DJ (1980). Avian Paramyxoviruses. The Veterinary Bulletin, 50, 737-752.

Alexander DJ (1988a). Aspectos históricos. Em Alexander, D.J. (ed.), Developments in veterinary virology: Newcastle Disease. Kluwer Academic Publishers, Boston/Dordrecht/Londres, pp. 1-10.

Alexander DJ. (1988b). NDV-an avian paramyxovirus structure. Kluwer Academic Publishers, Boston/Dordrecht/Londres.

Alexander DJ (1988c). Doença de Newcastle: métodos de propagação. Em Alexander, D.J. (ed.), Newcastle Disease. Kluwer Academic Publishers, Boston, pp. 256-272.

Alexander DJ (1995). The epidemiology and control of avian influenza and Newcastle disease (Epidemiologia e controlo da gripe aviária e da doença de Newcastle). *Journal of Comparative Pathology*, **112**, 105-126.

Alexander DJ (1997). Doença de Newcastle e outras infecções aviárias por paramixovirídeos. In: *Diseases of Poultry.* 10th Edition, Edited by Calnek, B. W., Barnes, H. J., Beard, C.W., McDougnald, I. R. and Saif, Y.M., Iowa State

University Press, Ames, Iowa, United States of America, pp. 541-547.

Alexander DJ (1998). Doença de Newcastle e outros paramixovírus aviários. *In*: A laboratory manual for the isolation, identification and characterization of avian pathogens. 4th Edition, Edited by Swayne D.E., Glisson J.R, Jackwood M.W., American Association of Avian Pathologists, Kenneth Square, IA.pp. 156-163.

Alexander DJ (2001). Gordon Memorial Lecture. *British Poultry Science*, **42**: 5-22.

Alexander DJ (2003). Doença de Newcastle, outros paramixovírus aviários e infecções por pneumovírus. Em Saif, J.M., Barnes, H.J., Glisson, J.R., Fadly, A.M., McDougald, L.R., Swayne, D.E. (ed.), *Diseases of Poultry*. Iowa State University Press, Ames, pp. 63-87.

Alexander DJ, Campbell G, Manvell R.J., Collins M.S., Parsons G e McNulty M.S. (1992): Characterisation of an antigenically unusual virus responsible for two outbreaks of Newcastle disease in the Republic of Ireland in 1990. *Vet Rec.*, **130**, 65-68.

Al-Garib S.O., Gielkens A.L., Gruys D.E., Hartog L. e Koch G. (2003): Immunoglobulin class distribution of systemic and mucosal antibody responses to Newcastle disease in chickens. *Avian Dis*, **47**, 32-40.

Allan W.H, Lancaster J. e Toth B. (1978): Newcastle disease vaccines their production and use. FAO Animal Production Series Rome. 10. pp.1-163.

Beach J. (1944). A neutralização in vitro do vírus da pneumoencefalite aviária pelo soro imune à doença de Newcastle. *Science*, **100**, 361-362.

Beard C.W. e Brugh M. e Jr. (1975): Imunidade à doença de Newcastle. *Am J Vet Res.*, 36, 509-512.

Beaudette F.R., Bivins J.A., e Miller B.R. (1949): Imunização contra a doença de Newcastle

com vírus vivo. *Cornell Vet.*, **39**, 302-334.

Bell I.G., Nicholls P.J., Norman C., Cooper K. e Cross G.M. (1991): The serological response of chickens to mass vaccination with a live V4 Newcastle disease vaccine in the field and in the laboratory. 1. Meat chickens. *Australian Veterinary Journal*, *68*, 85-89.

Bell J.G. e Mouloudi S.A. (1988): reservatório do vírus virulento da doença de Newcastle em bandos de crianças de aldeia. *Prev Vet Med.*, **8**:291-4.

Bell J.G., Fotzo T.M., Amara A. e Agbebe G. (1995): A field trial of the heat resistant V4 vaccine against Newcastle disease by eye-drop inoculation in village poultry in Cameroon. *Medicina Veterinária Preventiva*, **25**: 19-25.

Berinstein A., Sellers H.S., King D.J. e Seal B.S. (2001): Utilização de um ensaio de mobilidade heteroduplex para detetar diferenças na sequência de codificação do local de clivagem da proteína de fusão entre isolados do vírus da doença de Newcastle. *J. Clin Microbiol,* **39**, 31713178.

Bermudez A.J., e Stuart-Brown B. (2003): Principles of Disease Prevention: Diagnosis and Control; Disease prevention and diagnosis. Em Saif, J.M., Barnes, H.J., Glisson, J.R., Fadly, A.M., McDougald, L.R., Swayne, D.E. (ed.), Diseases of Poultry. Iowa State Press, Ames, pp. 17-54.

Blignaut A., Burger W.P., Morley A.J. e Bellstedt D.U. (2000): Antibody responses to LaSota strain vaccines of Newcastle disease virus in ostriches (Struthio camelus) as detected by enzyme-linked immunosorbent assay. *Avian Dis*, **44**, 390-398.

Brown C., King D.J e Seal B.S. (1999): Pathogenesis of Newcastle disease in chickens experimentally infected with viruses of different virulence. *Vet Pathol*, **36**:125-132.

Brugh M., Jr. e Siegel H.S. (1978): Inactivated Newcastle disease vaccines: influence of virus concentration on the primary immune response. *Poult Sci*, **57**, 892-896.

Bush J. (2006): The Threat of Avian Flu Predicted Impacts on Rural Livelihoods in Southern Nation, Nationalities and Peoples Region (SNNPR), Ethiopia. The Food Economy Group, maio de 2006.

Butterfield W.K. e Graves J.H. (1975). Deteção e diferenciação de estirpes do vírus da doença de Newcastle por fixação do complemento. *Avian Dis,* **19**, 267-276.

Cattoli, G., Susta, L., Calogero Terregino, C. e Brown C. (2011): Doença de Newcastle: uma revisão do reconhecimento no terreno e dos métodos actuais de deteção laboratorial. *J VET Diagn Invest.*, **23** (4) 637-656.

Chaka H., Goutard F., Bisschop P.R. e Thompson P.N. (2012): Seroprevalência da doença de Newcastle e de outras doenças infecciosas em galinhas de quintal nos mercados da zona oriental de Shewa. Ethiopia. *Poult. Sci.,* **91**:862-869.

Chakrabarti S., King D.J., Afonso C., Swayne D., Cardona C.J., Kuney D.R. e Gerry A.C. (2007): Deteção e isolamento do vírus exótico da doença de Newcastle em moscas recolhidas no campo. *J Med Entomol*, **44**, 840-844.

Chen J.P. e Wang C.H. (2002): Clinical epidemiologic and experimental evidence for the transmission of Newcastle disease virus through eggs. Avian Dis, 46: 461-465.

Cho S., Kwon H., Kim T., Kim J.H., Yoo H., Park M.N., Park Y. e Kim S.J. (2008): Caracterização de uma estirpe recombinante da vacina contra o vírus da doença de Newcastle. *Clin. Vaccine Immunol.* **15**(10):1572-1579.

Chukwudi OE, Chukwuemeka E.D. e Mary U. (2012): Derramamento do vírus da doença de Newcastle entre galinhas comerciais saudáveis e sua importância epidemiológica. *Pakistan Vet. J.*, **32** (3):354-356.

Collins P.L., Wertz G.W., Ball L.A. e Hightower L.E. (1982): Atribuições de codificação dos cinco mRNAs mais pequenos do vírus da doença de Newcastle. *J. Virol.,* **43**: 1024-1031.

Czegledi A., Ujvari D., Somogyi E., Wehmann E., Werner O. e Lomniczi B. (2006): Terceira categoria de tamanho do genoma do paramixovírus aviário serotipo 1 (vírus da doença de Newcastle) e implicações evolutivas. *Virus Res.*, **120**: 3648.

Dawit A., Tamrat D., Stotaw, F., Nzietcheung S. e Roy D. (2008): Overview and background paper on Ethiopia's poultry sector. Relevance for HPAI Reseasrch in Ethiopia. www.hpai-reserach net. Acedido em 06 de abril de 2011.

de Wit JJ, van de Sande HWA, Counotte GHM. E Wellenberg GJ. (2007): Analyses of the results of different test systems in the 2005 global proficiency testing schemes for infectious bursal disease virus and Newcastle disease virus antibody detection in chicken serum. Avian Pathol, **36** (2):177-83.

Delay P. (1948). Recovery of Pneumoencephalitis (Newcastle) virus from the air of poultry houses containing infected birds. *Science*, **107**: 474.

Doyle T. (1927): A hitherto unrecorded disease of fowls due to a filter-passing virus. *Journal of Comparative Pathology*, **40**: 144-169.

Duguma R. (2006). Caracterização fenotípica de alguns ecotipos de galinhas indígenas da Etiópia. LRRD. 18(131): http://www.lrrd.org/lrrd18/9/ dugu18131 .htm.

Duguma R. (2016). Compreender o papel da galinha indígena durante a longa caminhada para a segurança alimentar na Etiópia. LRRD., 21(116): http://www.lrrd.org/ lrrd21/8/dugu21116.htm.

Echeonwu G. O. N., Iroegbu C. U., Echeonwu B. C., Ngene A., Olabode A. O., Okeke, O. I., *et al.*, (2007): Administração da vacina termoestável contra a doença de Newcastle (ND) a galinhas utilizando como veículo grãos de painço partidos. *Jornal Africano de Biotecnologia,* **6** (23), pp. 2694-2699

EFSA (2007). Relatório científico da Autoridade Europeia para a Segurança dos Alimentos: Parecer do Painel Científico da Saúde e do Bem-Estar dos Animais "Revisão da doença de Newcastle centrada na vacinação a nível mundial, a fim de determinar a sua utilização óptima para efeitos de controlo da doença". *Jornal da AESA*, anexo, 1-25.

El Tayeb A.B, Hanson R.P (2002): Interações entre *Escherichia coli* e o vírus da doença de Newcastle em galinhas. *Avian Dis,* 46:660-667.

Erickson G.A., Mare C.J., Gustafson G.A., Miller L.D. e Carbrey E.A. (1977): Interações entre o vírus viscerotrópico velogénico da doença de Newcastle e aves de companhia de seis espécies. II. Evolução viral através da passagem de aves. *Avian Dis*, **21**: 655- 669.

Ewert D.L., Eidson C.S. e Dawe D.L. (1977): Factores que influenciam o aparecimento de anticorpos em lavagens traqueais e no soro de frangos jovens após exposição ao vírus da doença de Newcastle. *Infect Immun*, **18**, 138-145.

Faragher J.T., Allan W.H. & Wyeth C.J. (1974): Immunosupressive effect of infectious bursal agent on vaccination against Newcastle disease (Efeito imunossupressor do agente infecioso bursal na vacinação contra a doença de Newcastle). *Vet. Rec.,* **95**: 385-388.

Fauquet, C.M. and Fargette, D. (2005) International Committee on Taxonomy of Viruses and the 3,142 unassigned species. *Virol J.,* **2**: 64.

Friedman A., Bartov I. e Sklan D. (1998): Comprometimento da resposta imune humoral

após uma alimentação com excesso de vitamina E no pinto e no peru. *Poult Sci.*, **77**: 956-962.

Geresu M.A., Elemo K.K. e Kassa G.M. (2016): Doença de Newcastle: Seroprevalência e factores de risco associados em quintal e quintas de produção de frangos de pequena escala nos distritos de Agarfa e Sinana da Zona de Bale, Etiópia. *Revistas Académicas*, **8** (8): pp. 99-106.

Getachew B., Kyule M., Melese Balcha M., e Dawo F. (2014): Seroprevalência de anticorpos contra o vírus da doença de Newcastle em galinhas da aldeia no distrito de Kersana- kondalaity, Etiópia. *Global Veterinaria*, **12** (3): 426-430.

Giambrone J.J., Eidson C.S., Page R.K., Fletcher O.J., Barger B.O. e Kleven S.H. (1976): Effect of early infectious bursal disease agent on the response of chicken to Newcastle disease and Mareks disease vaccination. *Avian* Dis, **20**, 534-544.

Goebel S.J., Taylor J., Barr B.C., Kiehn T.E., Castro-Malaspina H.R., Hedvat C.V., *et al.* (2007): Isolamento do paramixovírus aviário 1 de um paciente com um caso letal de pneumonia. *J. Virol.*, **81**: 12709-12714.

Goraga Z, Weigend S. e Brockmann G. (2011): Diversidade genética e estrutura populacional

estrutura populacional de cinco ecotipos de galinhas da Etiópia. *Anim Genet*, **43** (4):454-7.

Gotoh B., Sakaguchi T., Nishikawa K., Inocencio N.M., Hamaguchi M., Toyoda T. e Nagai Y. (1988): Caraterísticas estruturais únicas de cada um dos três sítios antigénicos da proteína hemaglutinina-neuraminidase do vírus da doença de Newcastle. *Virologia*, **163**, 174-182.

Gough R.E. e Alexander D.J. (1973): The speed of resistance to challenge induced in chickens vaccinated by different routes with a B1 strain of live NDV. *Vet Rec.*, **92**: 563-564.

Hailemichael A., Gebremedhin B., Gizaw S. e Tegegn A. (2016). Análise da cadeia de valor da avicultura de aldeia na Etiópia: implicações para a investigação e desenvolvimento de acções activas. ILRI, pp. 1-57.

Halasz F. (1912). Contribuições para o conhecimento da peste aviária. Dissertação de Doutoramento em Veterinária. Escola Veterinária Real Húngara Patria, Budapeste, Vol. Ph.D., pp. 1-36.

Hamaguchi M., Yoshida T., Nishikawa K., Naruse H. e Nagai Y. (1983): Complexo transcricional do vírus da doença de Newcastle. I. As proteínas L e P são necessárias para constituir um complexo ativo. *Virologia,* **128**, 105-117.

Hanson, R.P. e Brandly, C.A. (1955): Identificação de estirpes vacinais do vírus da doença de Newcastle. *Science,* **122**: 156-157.

Heckert R.A., Collins M.S., Manvell R.J., Strong I., Pearson J.E. e Alexander D.J. (1996): Comparação dos vírus da doença de Newcastle isolados de corvos-marinhos no Canadá e nos EUA em 1975, 1990 e 1992. *Can J Vet Res.*, **60**: 50-54.

Heckert RA. (1993). Ontário. Doença de Newcastle em corvos-marinhos. *Can Vet J.*, **34**: 184.

Heller E.D., Nathan D.B. e Perek M. (1977): A transferência de anticorpos do soro de Newcastle da galinha poedeira para o ovo e o pinto. *Res Vet Sci*, **22**, 376379.

Hooper P.T., Russell G.M, Selleck P.W. (1999): Immunohistochemistry in the identification of a number of new diseases in Australia. *Vet Microbiol,* **68**:8993.

Huang Z., Krishnamurthy S., Panda A. e Samal S.K. (2003): A proteína V do vírus da doença de Newcastle está associada à patogénese viral e funciona como um antagonista do interferão alfa. *J Virol.*, **77**: 8676-8685.

Hugh-Jones M., Allan W.H., Dark F.A. e Harper G.J. (1973): The evidence for the airborne spread of Newcastle disease. *J Hyg* (Lond), **71**: 325-339.

Ito T., Kawaoka Y., Kameda C., Yasuda J., Kida H. e Otsuki K. (1999): Differences in recetor specificity between Newcastle disease viruses originating from chickens and waterfowl. *J Vet Med Sci.*, **61**, 951-953.

Jayawardane G.W.L. e Spradbrow P.B. (1995): Imunidade mediada por células em galinhas vacinadas com a estirpe V4 do vírus da doença de Newcastle. *Vet. Microbiol*, **46**:37-41.

Jeurissen S.H., Boonstra-Blom A.G., Al-Garib S.O., Hartog L. e Koch G. (2000): Mecanismos de defesa contra a infeção viral em aves de capoeira: uma revisão. *Vet Q*, **22**: 204-208.

Kalet EF. e Baldeuf C. (1988): Newcastle disease in free-living and pet birds. Em Alexander, D.J. (ed.), Newcastle disease. Kluwer Academic Publishers, Boston, pp. 197-246.

Kaleta, E.F., Baldeuf, C. (1988) Newcastle disease in free-living and pet birds. Em Alexander, D.J. (ed.), *Newcastle disease*. Kluwer Academic Publishers, Boston, pp. 197-246.

Kapczynski D.R. e King D.J. (2005): Proteção das galinhas contra a doença clínica manifesta e determinação da disseminação do vírus após a vacinação com vacinas comercialmente disponíveis contra o vírus da doença de Newcastle, em caso de desafio com o vírus altamente virulento do surto exótico da doença de Newcastle na Califórnia em 2002. *Vaccine.*, **23**: 3424-3433.

Kim L.M., Afonso C.L. e Suarez D.L. (2006): Effect of probe-site mismatches on detection of virulent Newcastle disease virulent virus using a fusion-gene real-time reverse transcription polymerase chain reaction test. *J Vet Diagn Invest.*, 18: 519-528.

Kim L.M., King D.J., Curry P.E., Suare D.L., Swayne D.E., Stallknecht D.E., *et al.* (2007a): Phylogenetic Diversity among Low Virulence Newcastle Disease Viruses from Waterfowl and Shorebirds and Comparison of Genotype Distributions to Poultry-Origin Isolates. *J Virol.*, **81**: 12641-12653.

Kim L.M., King D.J., Curry P.E., Suarez D.L., Swayne D.E., Stallknecht D.E. *et al.*

(2007a): Phylogenetic Diversity among Low Virulence Newcastle Disease Viruses from waterfowl and Shorebirds and Comparison of Genotype Distributions to Poultry-Origin Isolates. *J Virol.*, **81**: 12641-12653.

Kinde H., Hullinger PJ., Charlton B. (2005): O isolamento do vírus exótico da doença de Newcastle (END) de espécies aviárias não avícolas associado à epidemia de END em frangos no sul da Califórnia: 2002-2003. *Avian Dis,* **49**:195-198.

King DJ. (1996b). Influência da raça das galinhas na avaliação da patogenicidade de isolados do vírus neurotrópico velogénico da doença de Newcastle provenientes de corvos-marinhos e perus. *Avian* Dis, **40**: 210-217.

Kinung'hi Safari M., Getachew T., Hafez M., Moges W., Moses K., *et al.* (2004): Assessment of Economic Impact Caused by Poultry Coccidiosis in Small and Large Scale Poultry Farms in Debre Zeit, *Ethiopia Int. J. Poult. Sci.,* **3** (11):715-718.

Kommers G.D., King D.J., Seal B.S. e Brown C.C. (2001): Virulence of pigeonorigin Newcastle disease virus isolates for domestic chickens. *Avian Dis.*, **45**: 906-921.

Kommers G.D., King D.J., Seal B.S. e Brown C.C. (2003): Virulência de seis isolados do vírus da doença de Newcastle de origem heterogénea antes e depois de passagens sequenciais em galinhas domésticas. *Avian Pathol*, **32**: 81-93.

Kouwenhoven (1993): Doença de Newcastle. *In*: Virus infection of birds, ed. McFerran JB, McNulty MS, pp. 341-361. Elsevier Science, Amesterdão, Países Baixos.

Kuiken T. (1999). Pathology of Newcastle disease in double-crested cormorants from Saskatchewan, with comparison of diagnostic methods (Patologia da doença de Newcastle em corvos-marinhos de crista dupla de Saskatchewan, com comparação de métodos de diagnóstico). *Journal of Wildlife Diseases*, **35**: 8-23.

Kuiken T., Leighton F.A., Wobeser G., Danesik K.L., Riva J. e Heckert R.A. (1998): An epidemic of Newcastle disease in double-crested cormorants from Saskatchewan. *J. Wildl* Dis., **34**: 457-471.

Lamb R. e Parks G.D. (2007): Paramyxoviridae: The Viruses and Their Replication. Em Fields, B., Knipe, DM, e Howley, PM (ed.), Fields Virology. Lippincott

Williams and Wilkins, Filadélfia, Vol. Um, pp. 1449-1496.

Cordeiro RA. (1993): Fusão de Paramyxovirus: uma hipótese para mudanças. *Virologia*, **197**: 1-11.

Lambrecht B., Gonze M., Meulemans G. e van den Berg T.P. (2004): Assessment of the cell-mediated immune response in chickens by detection of chicken interferon-gamma in response to mitogen and recall Newcastle disease viral antigen stimulation. *Avian Pathol*, **33**: 343-350.

Lancaster J.E., Alexander D.J. (1975): Newcastle Disease virus and spread. Departamento de Agricultura do Canadá, Monografia **11**: 1-79.

LMP (2015). Roteiros para o crescimento e a transformação. Roteiro para o Desenvolvimento da Avicultura 2015/16-2019/20, 48-62.

Loke C.F., Omar A.R., Raha A.R. e Yusoff K. (2005): Melhoria da proteção contra o desafio do vírus velogénico da doença de Newcastle após imunizações múltiplas com ADN plasmídico que codifica os genes F e HN. *Vet Immunol Immunopathol*, **106**: 259-267.

Lomniczi B (1975): Thermostability of Newcastle disease virus strains of different virulence. *Arch Virol,* **47**:249-255.

Lowen A.C., Mubareka S., Steel J. e Palese P. (2007): A transmissão do vírus da gripe depende da humidade relativa e da temperatura. *PLOS Pathogens*, **3**: 14701476.

Marangon S. e Busani L. (2007): O uso da vacinação na produção avícola. *Rev Sci Tech*, **26**: 265-274.

Mase M., Imai K., Sanada Y., Sanada N., Yuasa N., Imada T., *et al.* (2002): Phylogenetic analysis of Newcastle disease virus genotypes isolated in Japan (Análise filogenética dos genótipos do vírus da doença de Newcastle isolados no Japão). *J. Clin Microbiol*, **40**: 3826-3830.

Mazengia H. (2012): Revisão das principais doenças virais das galinhas registadas na Etiópia. *J. Infect. Dis. Immun.,* **4**:1-9.

McDaniel HA., Orsborn J.S. e Jr. (1973): Diagnóstico da doença de Newcastle viscerotrópica velogénica. *J. Am Vet Med Assoc.*, **163**: 1075-1079.

Mcferran J.B. e Mcraken R.M. (1988): Newcastle disease. In Newcastle Disease, (Ed. D. J. Alexander) Kluwar Academic Publishers, Boston, MA. pp. 161-183.

MSWARDO (2016). Relatório anual de trabalho do Gabinete de Agricultura e Desenvolvimento Rural de Minjar Shenkora Wereda (não publicado).

Munir M., Zohari S., Abbas M. e Berg M. (2012b): Sequenciação e análise do genoma completo do vírus da doença de Newcastle isolado de uma exploração avícola comercial em 2010. *Archive Virol*, **157**: 765-768.

Musa U., Abdu P.A, Mera U.M., Emmenna P.E. e Ahmed M.S. (2010): Vacinação com as vacinas contra a doença de Newcastle, estirpes I2 e Lasota, em galinhas comerciais e locais no estado de Plateau, Nigéria. *Jornal Veterinário Nigeriano*, **31** (1):46-55

Nagai Y. e Klenk H.D. (1977): Ativação de precursores de ambas as glicoproteínas do vírus da doença de Newcastle por clivagem proteolítica. *Virologia*, **77**: 125-134.

Nagai Y., Klenk H.D. e Rott R. (1976): Clivagem proteolítica das glicoproteínas virais e seu significado para a virulência do vírus da doença de Newcastle. *Virologia*, **72**: 494-508.

Nasser M. (1998). Oral Newcastle disease vaccination trials and studies of Newcastle disease in Ethiopia, Dissertação de Mestrado, Freie Universitat. Universidade de Utrecht, Faculdade de Medicina Veterinária, Países Baixos.

Nasser M., Lohr J. E., Mebratu G.Y., Zessin K.H., Baumann M. P. O. e Ademe Z. (2000): Ensaios de vacinação oral contra a doença de Newcastle na Etiópia. *Avian Pathology* **29**: 27-34.

Nega M., Moges F., Mazengia H., Zeleke G. e Tamir S. (2012): Avaliação da vacina I2 termoestável contra a doença de Newcastle em galinhas locais em distritos selecionados de Amhara Ocidental. **2** (3): 244-248.

Nzietchueng S. (2008): Caracterização dos sistemas de produção de aves de capoeira e vias potenciais para a introdução da gripe aviária altamente patogénica na Etiópia. Projeto de relatório. Instituto Internacional de Investigação Pecuária.

OIE (2004). Doença de Newcastle. In: Manual do OIE para Testes de Diagnóstico e

Vacinas para Animais Terrestres. 5th ed,1: 270-283.

OIE (2008). Capítulo 2.3.14 *In*: Manual de Testes de Diagnóstico e Vacinas para Animais Terrestres. Gabinete Internacional de Epizootias (OIE), 6th ed. Paris, França, pp. 576-589. Paris, França. pp. 576-589.

OIE (2012). Doença de Newcastle. Manual de Testes de Diagnóstico e Vacinas para Animais Terrestres. Capítulo 2.3.14. http://www.oie.int/ international- standard-setting/terrestrial-manual/access-online.

OIE (2013). Doença de Newcastle. In: Manual da OIE para testes de diagnóstico e vacinas para animais terrestres: Mamíferos, aves biológicas e abelhas. Paris, França, capítulo 2.3.14

Palya V. (1991): Manual para a produção de vacinas contra a doença de Marek, a doença de Gumboro e a doença de Newcastle inactivadas. Centro Técnico de Cooperação Agrícola e Rural. FAO Anim Prod Health Pap. **89**:1-25.

Pantua H.D., McGinnes L.W., Peeples M.E. e Morrison T.G. (2006): Requisitos para a montagem e libertação de partículas semelhantes às do vírus da doença de Newcastle. *J. Virol.*, **80**: 11062-11073.

Pearson J.E., Senne D.A., Alexander D.J., Taylor W.D., Peterson L.A. e Russell P.H. (1987): Characterization of Newcastle disease virus (avian paramyxovirus-1) isolated from pigeons. *Avian* Dis., **31**: 105-111.

Pearson J.E., Senne D.A., Alexander D.J., Taylor W.D., Peterson L.A. e Russell P.H. (1987): Characterization of Newcastle disease virus (Avian paramyxovirus-1) isolated from pigeons. *Avian Dis.,* **31**: 105-111.

Peeples M.E. e Brat M.A. (1984): A mutação na proteína da matriz do vírus da doença de Newcastle pode resultar na diminuição da incorporação da glicoproteína de fusão nas partículas e na diminuição da infecciosidade. *J. Virol.*, **51**: 81-90.

Potti J., Blanco G., Lemus J.A. e Canal D. (2007): Infectious offspring: how birds acquire and transmit an avian polyomavirus in the wild. *PLoS ONE*, **2**: 1276.

Reynolds D.L. e Maraqa A.D. (2000b): Protective immunity against Newcastle disease: the role of cell-mediated immunity. *Avian Dis.*, **44**: 145-154.

Rifkin D.B. e Quigley J.P. (1974): Modificação induzida por vírus de membranas celulares
relacionadas com a estrutura viral. *Annu Rev Microbiol*, **28**: 325-351.

Rogoff W.M., Carbrey E.C., Bram R.A., Clark T.B. e Gretz G.H. (1975): Transmissão do vírus da doença de Newcastle por insectos: deteção em Fannia spp. selvagens (Diptera: Muscidae). *J. Med Entomol*, **12**: 225-227.

Rott R. (1979): Base molecular da infecciosidade e patogenicidade do Myxovirus. *Arch Virol,* **59**: 285-298.

Rott R. e Klenk H.D. (1988): Molecular Basis of Infectivity and Pathogenicity of Newcastle Disease Virus. Em Alexander, D.J. (ed.), *Developments in Veterinary Virology: Newcastle Disease*. Kluwer Academic publishers, Boston.

Roy P. e Venugopalan A.T. (2005): Vírus inesperado da doença de Newcastle em aves de um dia
pintos comerciais e galinhas reprodutoras. *Comp Immunol Microbiol Infect Dis.*, **28**: 277-285.

Russell P.H. e Alexander D.J (1983): Variação antigénica das estirpes do vírus da doença de Newcastle detectada por anticorpos monoclonais. *Arch Virol*, **75**:243-253.

Russell P.H. e Ezeifeka G.O. (1995): A estirpe Hitchner B1 do vírus da doença de Newcastle induz níveis elevados de IgA, IgG e IgM em pintos recém-nascidos. *Vaccine.*, **13**: 61-66.

Sai Y.M. e Nesto K.E. (2002): Increased mortality in turkeys selected for increased body weight following vaccination with a live Newcastle disease virus vaccine. *Avian Dis.*, **46**: 505-508.

Sakaguchi T., Toyoda T., Gotoh B., Inocencio N.M., Kuma K., Miyata T. e Nagai Y. (1989): Evolução do vírus da doença de Newcastle. I. Multiple lineages defined by sequence variability of the hemagglutinin-neuraminidase gene. *Virologia*, **169**: 260-272.

Scanlon D.B., Corino G.L., Shiell B.J., Della-Porta A.J., Manvell R.J., Alexander D.J.,

Hodder A.N. e Gorman J.J. (1999): Pathotyping isolates of Newcastle disease virus using antipeptide antibodies to pathotype-specific regions of their fusion and hemagglutinin-neuraminidase proteins. *Arch Virol*, **144**: 55-72.

Seal B.S., King D.J. e Sellers H.S. (2000): A resposta das aves ao vírus da doença de Newcastle. *Dev Comp Immunol*, **24**: 257-268.

Seal BS., King D.J. e Bennett J.D (1995): Characterization of Newcastle-disease virus isolates by reverse transcription PCR coupled to direct nucleotide sequencing and development of sequence database for pathotype prediction and molecular epidemiologic analysis. *J. Clin Microbiol,* **33**:2624-2630.

Senne D.A., King D.J. e Kapczynski D.R. (2004): Controlo da doença de Newcastle por vacinação. *Dev Biol (*Basileia), **119**: 165-170.

Shabbir MZ, Goraya MU, Abbas M, Yaqub T, Shabbir MA, Ahmad A, *et al.* (2012). Sequenciamento completo do genoma de um paramixovírus aviário viscerotrópico velogênico 1 isolado de faisões (Pucrasia macrolopha) em Lahore, Pak. J. Virol. **86**(24):13828-13829.

Shim JB, So HH, Won HH e Mo I. (2011): Caracterização do paramixovírus aviário tipo 1 de aves selvagens migratórias em galinhas. *J. Avian Pathol.* **40**(6):565-572.

Snyder D.B., Marquardt W.W., Mallinson E.T. e Russek E. (1983): Rapid serological profiling by enzyme-linked immunosorbent assay. I. Medição do título de atividade dos anticorpos contra o vírus da doença de Newcastle numa única diluição de soro. *Avian Dis.*, **27**: 161-170.

Sori T., Eshetu A., Tesfaye A., Garoma A. e Mengistu S. (2016): Seroprevalência da doença de Newcastle em galinhas de quintal no distrito de Sebata Hawas, Etiópia Central. *Revista Mundial de Ciências Aplicadas*, **34** (5): 540-544.

Spradbrow P.B. (1993). Doença de Newcastle em galinhas de aldeia. *Poultry Science Review*, **5**: 57-96.

Spradbrow P.B., Ibrahim A.C., Mustaffa-Bajee A. e Kim S.J (1977): Utilização de uma Austrália avirulenta do vírus da doença de Newcastle (NDV) como vacina.

Avian Dis., **22**(2):329-35.

Susta L, Miller P. e Afonso CL (2010): Avaliação da patogenicidade de diferentes quimeras do vírus da doença de Newcastle em galinhas com 4 semanas de idade. *Trop Anim Health Prod.* **42**:1785-1795.

Tadelle D. e Jobre Y. (2004): A review of the importance and control of Newcastle disease in Ethiopia (Uma revisão da importância e do controlo da doença de Newcastle na Etiópia). Instituto Internacional de Investigação Pecuária (ILRI). *Ethiop. Vet. J.*, **1**:71-81.

Tadesse S, Ashenafi H, Zeleke A (2005): Estudo de seroprevalência da doença de Newcastle em galinhas locais na Etiópia Central. *Int. J. App. Res. Vet. Med.*, **3** (1):25-29.

Tadios H., Reta D., Dawud I. e Wondemeneh E. (2016): Avaliação na estação da vacina termoestável contra a doença de Newcastle. *Jornal Global de Investigação Científica de Fronteira*, **16**: 6, pp.2249-4626

Terregino C. e Capua I. (2009): Diagnóstico convencional da infeção pelo vírus da doença de Newcastle. *In*: Avian influenza and Newcastle disease, ed. Capua I, Alexander DJ, Springer Milan, Milão, Itália, pp. 123-125.

Thayer S.G., e Beard C.W. (1998): Serological Procedures. Em Swayne, D.E. (ed.), A Laboratory Manual for the Isolation and Identification of Avian Pathogens. American Association of Avian Pathologists, Kennett Square, pp. 255-266.

Tu T.D., Phuc K.V., Dinh N.T.K., Quoc D.N. e Spradbrow P.B. (1998): Vietnamese trials with a thermostable Newcastle disease vaccine (strain I2) in experimental and village chickens. *Medicina Veterinária Preventiva, 34*: 205214.

Veits J., Wiesner D., Fuchs W., Hoffmann B., Granzow H., Staric E., Mundt E., Schirrmeier H., Mebatsion T., Mettenleiter T.C. e Romer-Oberdorfer A. (2006): O vírus da doença de Newcastle que exprime o gene da hemaglutinina H5 protege as galinhas contra a doença de Newcastle e a gripe aviária. *Proc Natl Acad Sci U S A*, **103**: 8197-8202.

Verwoerd D.J., Olivier A., Gummow B., Gerdes G.H. e Williams R. (1999): Experimental infection of vaccinated slaughter ostriches in a natural, open-air feedlot facility with virulent Newcastle disease virus. *Avian Dis.*, **43**: 442-452.

Villar E. e Barroso I.M. (2006): Role of sialic acid-containing molecules in paramyxovirus entry into the host cell: a minireview. *Glycoconj J*, **23**, 5-17.

Wakamatsu N., King D.J., Kapczynski D.R., Seal B.S. e Brown C.C. (2006): Patogénese experimental para galinhas, perus e pombos do vírus exótico da doença de Newcastle de um surto na Califórnia durante 2002-2003. *Vet Pathol*, **43**: 925-933.

Wakamatsu N., King D.J., Seal B.S. e Brown C.C. (2007): Deteção do ARN do vírus da doença de Newcastle por transcrição reversa - reação em cadeia da polimerase utilizando tecido fixado em formalina e incluído em parafina e comparação com imunohistoquímica e hibridação in situ. *J. Vet Diagn Invest.*, **19**: 396400.

Wambura P.N., Kapaga A.M. e Hyera J.M.K. (2000): Experimental trials with thermostable Newcastle disease virus (strain I-2) in commercial and village chickens in Tanzania. *Medicina Veterinária Preventiva*, **43** (2): 75-83.

Wang Z., Liu H., Xu J., Bao J., Zheng D., Sun C., Wei R., Song C. e Chen J. (2006): Genotipagem dos vírus da doença de Newcastle isolados de 2002 a 2004 na China. *Ann N Y Acad Sci.*, **1081**: 228-239.

Watson D.W., Nino E.L., Rochon K., Denning S., Smith L. e Guy J.S. (2007): Avaliação experimental de Musca domestica (Diptera: Muscidae) como vetor do vírus da doença de Newcastle. *J Med Entomol*, **44**, 666-671.

Wilson RT (2010): Poultry production and performance in the Federal Democratic Republic of Ethiopia (Produção e desempenho avícola na República Federal Democrática da Etiópia). *World Poultry Sci J.*, **66**:441-54.

Wise M.G., Suarez D.L., Seal B.S., Pedersen J.C., Senne D.A., King D.J., Kapczynski D.R. e Spackman E. (2004b): Desenvolvimento de uma PCR de transcrição reversa em tempo real para a deteção do ARN do vírus da doença de Newcastle em amostras clínicas. J. *Clin Microbiol*, **42**: 329-338.

Xiao S., Paldurai A., Nayak B., Mirande A., Collins PL., Samal S.K., (2013): Sequência completa do genoma de um vírus da doença de Newcastle altamente virulento que circula atualmente no México. *J. Genome Announcements*, **1** (1):01-02.

Yu L., Wang Z., Jiang Y., Chang L. e Kwang J. (2001): Characterization of newly emerging Newcastle disease virus isolates from the People's Republic of China and Taiwan. *J Clin Microbiol*, **39**: 3512-3519.

Yusoff K. e Tan W.S. (2001): Vírus da doença de Newcastle: macromoléculas e oportunidades. *Avian Pathology*, **30**: 439-455.

Zaffuto K.M., Estevez C.N. e Afonso C.L. (2008): Sistema de cultura primária de células traqueais de galinha para o estudo da infeção por vírus respiratórios aviários. *Avian Pathol*, **37**: 25-31.

Zeleke A., Sori T., Gelaye E. e Ayelet G. (2005): Newcastle Disease in Village Chickens in the Southern and Rift Valley Districts in Ethiopia (Doença de Newcastle em galinhas de aldeia nos distritos do sul e do vale do Rift na Etiópia). *International Journal of Poultry Science*, **4** (7): 507-510.

LISTA DE APÊNDICES

Apêndice 1: Sistema de alojamento dos pequenos avicultores dos agregados familiares estudados

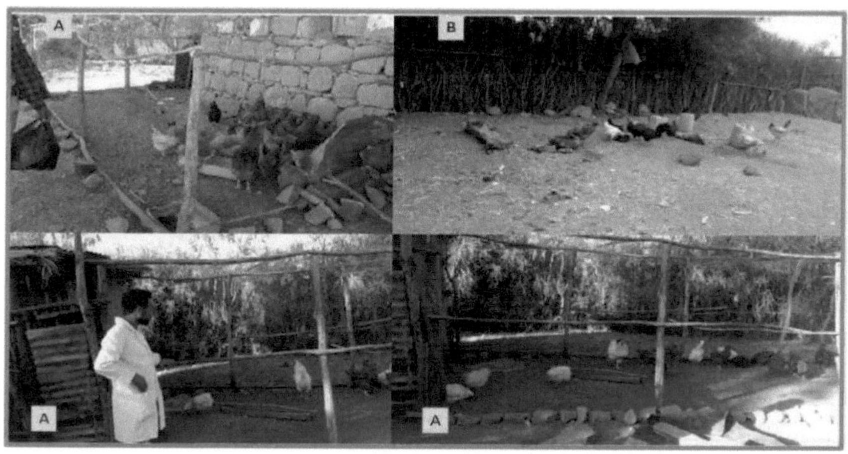

Caixa aberta e pequenas áreas fechadas com arame (A) eliminação livre (B)

Anexo 2: Reunião com agricultores de agregados familiares selecionados sobre os objectivos do estudo

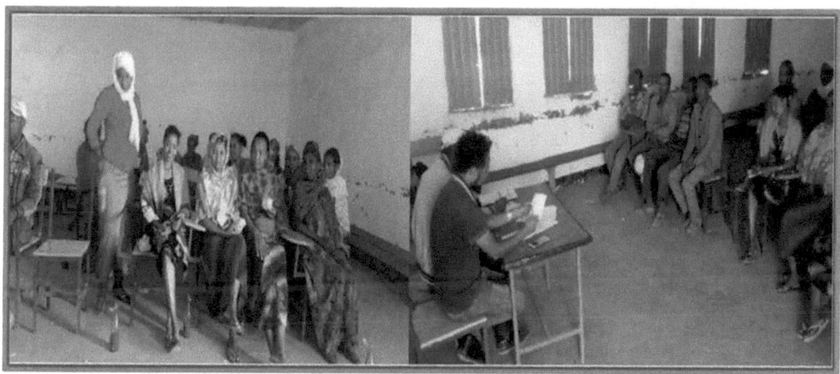

Apêndice 3: Etiqueta numerada nas asas das galinhas experimentais

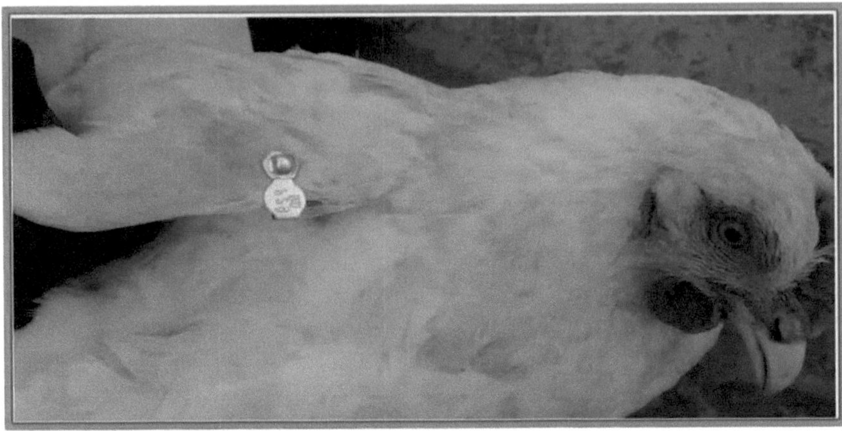

Apêndice 4: Realização da vacinação contra a ND I2 através de diferentes vias de administração em

agregados familiares selecionados

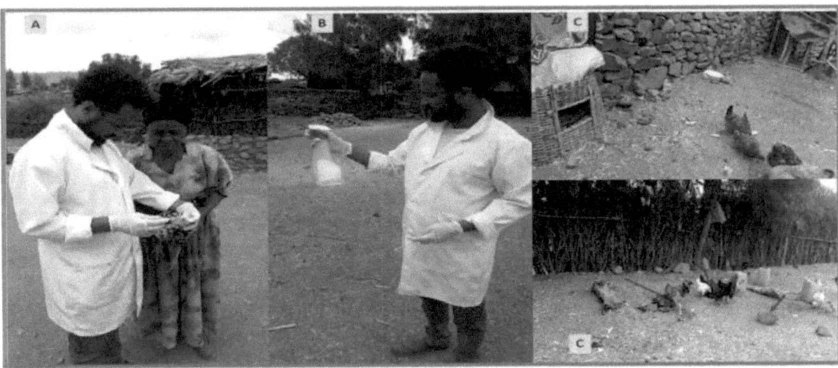

Gota ocular (A), spray (B), água (C)

Apêndice 5: Procedimento de ensaio HI

> Dispensar 0,025 ml de PBS em todos os alvéolos de uma placa de microtítulo de plástico com alvéolos de fundo em V, exceto no primeiro alvéolo da fila de controlo 4-HAU, geralmente H1-H6.

> Colocar 0,025 ml de cada antissoro de referência nos primeiros alvéolos da primeira coluna da placa (A1-G1) e utilizar a última fila (H) para titular as 4 HAU e para o controlo de hemácias.

> Utilizar uma micropipeta multicanal para obter diluições de duas vezes de todos os soros da placa e deitar fora os últimos 0,025 ml.

> Adicionar 0,025 ml de líquido alantóico diluído com 4 HAU em cada alvéolo, da linha A à linha G.

> Nos dois primeiros alvéolos da última fila (controlo de titulação do vírus com 4 HAU: H1-H6) de cada placa, dispensar 0,025 ml de amostras diluídas com 4 HAU e efetuar diluições duplas do segundo ao sexto alvéolo (H2-H6). Deitar fora os últimos 0,025 ml.

> Adicionar 0,025 ml de PBS em todos os alvéolos do controlo do vírus e 0,050 ml de PBS nos alvéolos de controlo de hemácias (H7-H12).

> Misturar batendo suavemente e colocar a placa a +4°C durante 40 min ou à temperatura ambiente durante 30 min.

> Adicionar 0,025 ml de hemácias a 1% a todos os poços.

> Misturar com ligeiras pancadas e colocar a 4°C ou à temperatura ambiente. As placas são lidas após 30 minutos, quando o controlo de hemácias tiver assentado. A leitura é efectuada segurando a placa numa posição perpendicular à bancada, ou seja, segurando-a na vertical, contra um fundo branco e observando a presença de um fluxo em forma de lágrima à mesma velocidade que a que ocorre nos alvéolos de controlo de hemácias. Resultados Nos três primeiros alvéolos (H1-H3) do controlo 4-HAU, deve observar-se hemaglutinação. No alvéolo H4, observa-se uma hemaglutinação parcial (metade de uma gota em forma de lágrima) e nos alvéolos H5 e H6 não se observa hemaglutinação. Os alvéolos H1-H6 correspondem a 4 UHA, 2 UHA, 1 UHA, 0,5 UHA, 0,25 UHA e 0,125 UHA, respetivamente. O vírus é identificado com base na correspondência com o antissoro de referência, que inibe a sua atividade hemaglutinante. Em caso de identidade, o título do antissoro de referência com o vírus em análise deve ser igual ou ± 1 diluição do seu título com um antigénio homólogo (Ag).

> **Interpretação**: A última diluição em que se regista uma inibição completa da hemaglutinação representa a titulação do soro. A hemaglutinação completa indica um resultado negativo. O corte de título para o NDV é de 1:16, pelo que a sedimentação de ARBCs numa diluição ≥ 1:16 indica uma reação positiva.

Apêndice 6: Colheita de sangue da veia da asa e amostras de soro colhidas

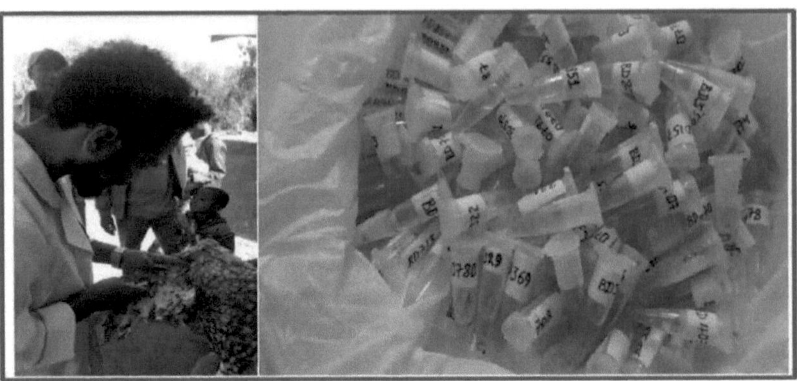

Apêndice 7: Realização de uma provocação viral na estação com uma estirpe local injectada no músculo peitoral

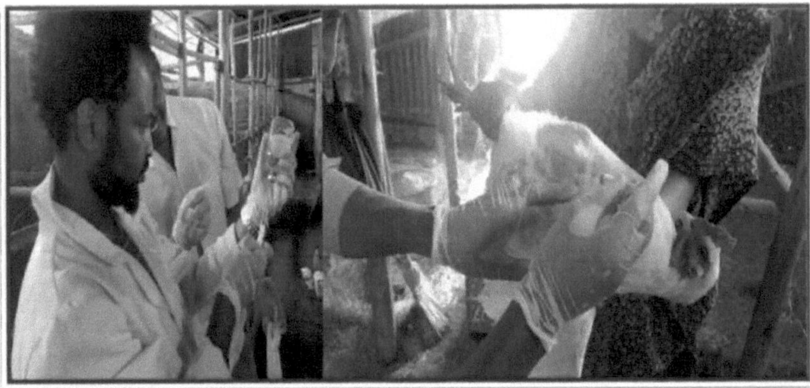

Apêndice 8: Frangos experimentais comprados para a provocação do vírus mantidos em compartimentos separados

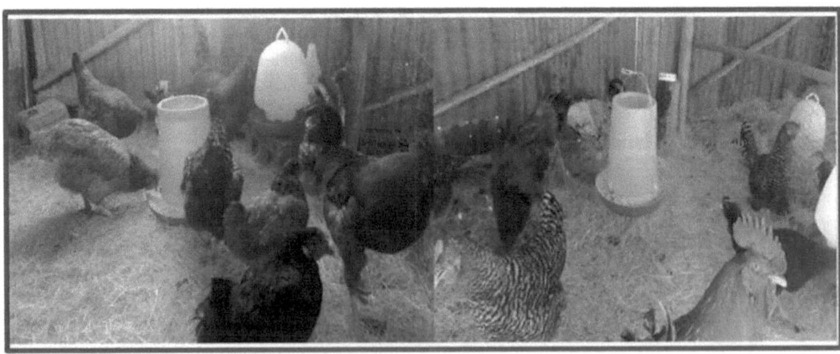

Apêndice 9: As galinhas do grupo de controlo morreram com sinais clínicos típicos de doença infecciosa do sono após a injeção do vírus

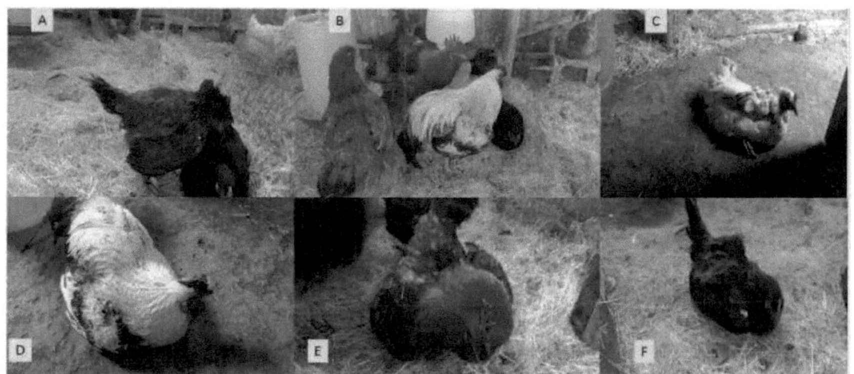

Plumagem flácida (A, B), paralisia das patas (C, D), apatia (E, F)

Apêndice 10: Duas galinhas do grupo tratado com água potável apresentaram sinais clínicos de

ND após desafio com vírus

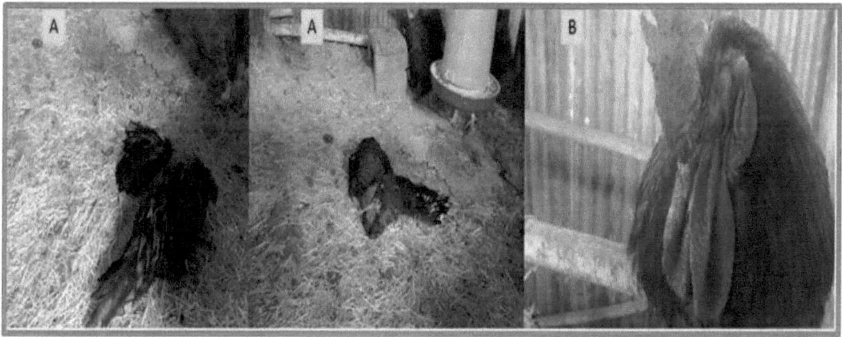

Paralisia das asas e das pernas (A), apatia (B)

Apêndice 11: Certificado de apuramento ético

ADDIS ABABA UNIVERSITY
College of Veterinary Medicine
and Agriculture
Bishoftu/Debre Zeit

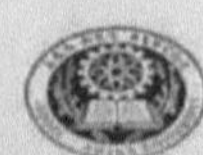

Animal Research Ethical Review Committee

Ethical clearance certificate

Certificate Ref. No: VM/ERC/24/05/09/2017

Name of Applicant: Kibrom Mebrahtu (**DVM**, MSc fellow)

Address: College of Veterinary Medicine and Agriculture, Addis Ababa University

Title of the project: On farm evaluation of thermostable 1-2newcastle disease vaccine and molecular characterization of NDV in smallholder poultry farms in Central Ethiopia

Date of application:	**08/03/2017**
Nature of the project:	**mildly invasive-leading to euthanasia**
Target animal species:	**domestic chicken**
Number of animals involved:	**154 on field and 50 on station**
Study area:	Central **Ethiopia**

Minutes No. and date of review: **VM/ERC/05/09/017, 04/05/2017**

The above indicated research project is acceptable from ethical perspective, relevance, originality and technical competence points of view. Hence the project is allowed to be executed provided that:

1. All procedures and conditions stipulated in the proposal are respected and any deviation or changes be reported to the committee
2. The project activities be open for occasional supervision by the committee whenever this is deemed necessary

Dr Getachew Terefe
Chairman

Dr. Dinka Ayana
Dean
College of Veterinary Medicine and Agriculture

Please quote Our Ref. No. When replying

Fax 251-11-4339933 Tel. +251 114338450 P.o.x Box)34 Bishoftu/Debre Zeit, Ethiopia

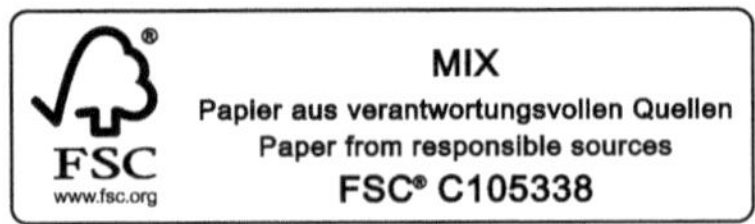

Printed by Books on Demand GmbH, Norderstedt / Germany